中国中医科学院
科技创新工程重大攻关项目

居家爱眼护眼
手 册

王志强 李 淳 主编

U0271689

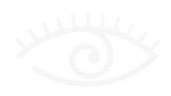

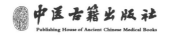
中医古籍出版社
Publishing House of Ancient Chinese Medical Books

图书在版编目（CIP）数据

居家爱眼护眼手册 / 王志强，李淳主编 . —北京：中医古籍出版社，2024.1

ISBN 978-7-5152-2780-1

Ⅰ . ①居… Ⅱ . ①王… ②李… Ⅲ . ①眼—保健—手册 Ⅳ . ① R77-62

中国国家版本馆 CIP 数据核字（2023）第 221026 号

居家爱眼护眼手册

王志强　李　淳　主编

责任编辑	吴　顿
封面设计	艺点锦秀
出版发行	中医古籍出版社
社　　址	北京市东城区东直门内南小街 16 号（100700）
电　　话	010-64089446（总编室）010-64002949（发行部）
网　　址	www.zhongyiguji.com.cn
印　　刷	廊坊市靓彩印刷有限公司
开　　本	880mm×1230mm　1/32
印　　张	5.75
字　　数	100 千字
版　　次	2024 年 1 月第 1 版　2024 年 1 月第 1 次印刷
书　　号	ISBN 978-7-5152-2780-1
定　　价	38.80 元

《居家爱眼护眼手册》编辑委员会

主　编：王志强　李　淳

副主编：邢　凯　吴鲁华

编　委：李成武　尚珊珊　朱成义　吴建国

　　　　梁子钰　肖小璐　罗慕晨

前　言

　　随着电子设备的普及应用，各种眼病呈高发趋势，就医需求不断提高。我国专业眼科医师较少，且多数集中在城市，不能满足基层的需要。本书的编纂考虑到基层医师的特点及需要，对眼科常见症状、疾病以及保健方法进行了梳理，版式简捷，便于全科医师和患者自身查阅。为了简捷易懂，本书仅对疾病要点和注意事项进行了陈述，不对基础和原理进行解释，如有需求可进一步参考相关专业书籍。由于本书编写时间仓促，难免有疏漏及错误，我们恳切地希望读者能够不吝赐教，以期不断提高、改进。

编委会全体

2023年1月

目　录

一、常见症状篇

第一节　急性视力下降

一、症状表现

多指 24 小时内视力的突然下降甚至丧失，包括：一过性视力丧失（指视力 24 小时内恢复正常，通常在 1 小时内）和视力丧失达 24 小时以上。

二、常见疾病

（1）一过性视力丧失通常表现为黑矇，可能见于：①直立性低血压，通常为双侧。②一过性脑缺血发作，通常为单侧；椎基底动脉供血不足，通常为双侧。③视盘水肿，通常为双侧。

（2）视力丧失达 24 小时以上可能见于：视网膜中央动脉阻塞，视网膜中央静脉阻塞，玻璃体积血。

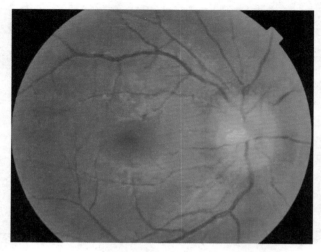

图 1-1 视神经乳头水肿

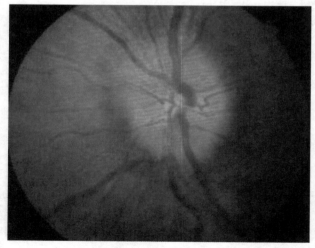

图 1-2 急性视神经炎

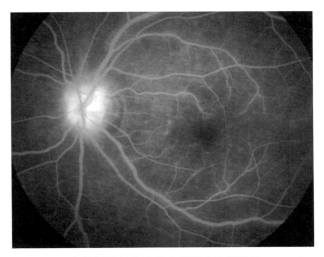

图 1-3　急性视神经炎（荧光素眼底血管造影，FFA）

三、处理原则

视力急性丧失危害较大，有时抢救需要分秒必争，普通人不具备鉴别可能疾病的能力，一旦出现类似症状均需眼科急诊就医，以免耽误治疗。

四、专家建议

视力急性丧失危害较大，需及时就医，即使为一过性也应及时查明病因并加以预防；高血压、糖尿病等全身疾病如得不到有效治疗通常容易诱发此类症状，视网膜血管阻塞、玻璃体积血往往会造成持续性的视力损害，需要及早预防、及时处理。

第二节 慢性视力下降

一、症状表现

视力逐渐下降，无眼痛。

二、常见疾病

屈光不正，慢性角膜疾病，白内障，原发性开角型青光眼，慢性视网膜疾病（如年龄相关性黄斑变性、糖尿病视网膜病变）等。

三、处理原则

（1）出现慢性视力下降，无其他伴随症状。这种情况，一方面因年龄增长导致生理性的视力缓慢下降。另一方面因工作繁忙、学习劳累，长时间用眼造成视疲劳，进而使屈光度数增加，导致视力下降。大家可在家自行观察，也可到医院就医，排除其他疾病的隐患。

（2）除慢性视力下降，还有其他伴随症状（眼痛、闪光感、眼睛红肿、眼前朦胧、视物模糊、复视等），好发于中老年人。这种情况大家应及时就医诊断，对症治疗。

四、专家建议

慢性视力下降多数为偶然发现，或者视力下降明显影响生活而就医。建议定期检查视力，及时发现视力下降，根据检查结果应及时就医以明确视力下降的原因，以避免部分疾病造成严重的视力损害。

第三节 视物变形

一、症状表现

所看见的物体发生形态的扭曲、变大或变小，多发生于视网膜疾病。

二、常见疾病

（1）黄斑疾病：中心性浆液性脉络膜视网膜病变，年龄相关性黄斑病变，高度近视黄斑病变。

（2）视网膜脱离。

（3）角膜不规则散光。

三、自测方法

自测中运用阿姆斯勒方格表（马克·阿姆斯勒在 1950 年发表）。

步骤：

（1）将方格表放置于视平线 30 cm 的距离，光线要清晰及均匀；

（2）用手盖着左眼，右眼凝视方格表中心黑点；

（3）重复步骤（1）至（2）检查左眼。

注：如果有老花或者近视人士，需要佩戴眼镜进行测试。

视物变形时，患者可以在阿姆斯勒表中发现线条不均匀或格子不正。

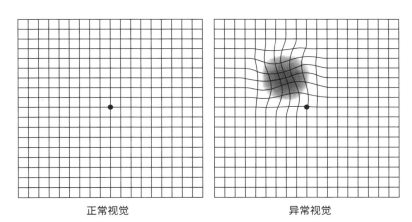

正常视觉　　　　　　　　　　　异常视觉

图1-4　阿姆斯勒方格表检查

四、处理原则

视物变形常常提示患者黄斑出现病变，未得到及时救治会造成持续性视力下降，晚期会导致失明，因此在刚刚出现相关症状时应尽快就医，以免耽误治疗。

五、专家建议

　　仅凭阿姆斯勒方格表是不能确诊疾病的，看到格子变形，可以出现在老年黄斑变性、黄斑前膜或黄斑水肿等不同疾病，所以它只是一种辅助性的检查手段，可以帮助及早发现异常，出现相关症状时需及时就医明确诊断。视物变形出现于老年人最常见的疾病是黄斑变性，该病是一种慢性眼病，严重时眼底黄斑区出血、水肿、渗出并有瘢痕形成，能引起中心视力的急剧下降，而中心视力是日常活动所必需的，如阅读、看时间、识别面部特征和驾驶，故此，对于此类疾病需要早发现、早预防、早处理。

第四节　闪光感

一、症状表现

周围环境中没有闪光体存在，眼前出现白色的亮条或者光线，犹如闪电通过一样，瞬间消失；无规律，可发生在眼睛向某个方向转动，也可静止时发生；白天晚上均可出现，晚上会更明显，频次不定。

二、常见疾病

（1）伴有眼部器质性病变：视网膜脱落、玻璃体后脱离、脉络膜视网膜炎、玻璃体机化牵拉、眼部肿瘤等。

（2）不伴眼部器质性病变：颅内占位、偏头痛、晕厥前（低血压、低血糖、脑缺血、过度疲劳及精神刺激）。

三、处理原则

（1）仅仅有闪光感，无明显视力下降、眼痛眼红，眼前无黑影，发作频次不高，并且可自行缓解，或眼科检查后无器质性病变，这种情况大多数发生于高度近视及中老年患者，一般不会导致严重后果。尽管如此，大家还是不要掉以轻心，应做到规律用眼，适当休息，避免长时间劳累用眼。建议工作 40 分钟、休息 10 分钟，且休息时不应再注视电子产品，可眺望远方以缓解视疲劳。

（2）闪光感比较严重，频次较高，同时还伴有视力下降、眼红眼痛，或眼前出现大量黑影或遮挡，这时需要尽快去医院就医，排查危险因素并及时对症治疗，避免耽误治疗，对眼部造成不可逆的损伤。

四、专家建议

引起闪光感的诱因有很多，大多数是由于刺激了视网膜上的光感受器而产生的，比如玻璃体后脱离、视网膜撕裂或脱离等。无器质性病变引起闪光感的诱因最常见的就是偏头痛，所以遇到偏头痛，建议大家及时就医，进行详细的检查以避免病情进一步发展。适当的室外活动可减缓视疲劳，从而减少闪光感发生。同时，高度近视患者日常生活中应注意避免剧烈运动及头面部碰撞，尽量避免跳水、蹦极等运动，以免造成玻璃体、视网膜的相关问题，饮食上应注意保持清淡，多吃蔬菜、水果等。

第五节　眼前黑影

一、症状表现

表现为眼前有大或小的黑影遮挡，可以是圆形、条索状、蜘蛛网状、飞蚊状等。根据眼前黑影持续时间，分为一过性眼前黑影和持续存在的眼前黑影；根据黑影是否活动，分为移动性黑影和固定性黑影。

二、常见疾病

1. 持续存在的眼前黑影

（1）活动的（又称飞蚊症）：玻璃体液化、玻璃体后脱离，玻璃体出血，中间型葡萄膜炎，后葡萄膜炎。

（2）不活动的：角膜斑翳、白内障、视网膜瘢痕、黄斑病变，有些患者视野出现由视网膜、视神经或中枢神经系统疾病导致的盲点。

2. 一过性的眼前黑影

神经心理性因素，偏头痛。

三、处理原则

不同症状的组合，可大概指向可能的疾病，这些信息后期提供给医生，可为最终确定真正的病因提供线索。

（1）如患者有一过性或持续存在性的眼前黑影，无其他明显不适且不伴视力下降，常见于玻璃体混浊，可能在持续一段时间后自行消失，或者持续存在。患者可不做处置或例行医院检查即可，出现症状后随时关注症状变化。

（2）如眼前黑影伴视力下降、眼前漂浮物、闪光感、黑影主要表现为幕状遮挡，常提示视网膜脱离，应紧急就医。

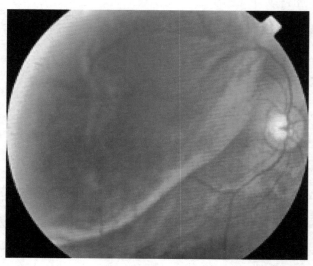

图1-5 视网膜脱离

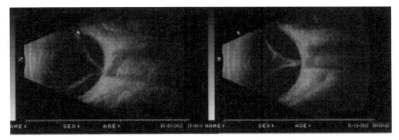

带状回声呈"V"形　　　　　带状回声呈"Y"形

图1-6　视网膜脱离（B超）

（3）伴有一侧头痛、畏光，眼前黑影主要是一过性，常提示偏头痛。可自行点风池穴和太阳穴，直到症状缓解，如症状持续不缓解应及时就医。

（4）伴视力下降、视物变暗、视物变形，常提示黄斑疾病，需尽早医院检查明确病因，及时治疗。

（5）伴有眼红、眼痛、畏光流泪、异物感，常提示角膜异物，需及时就医处置。

四、专家建议

患者眼前黑影较轻且伴随症状不明显时，可自我观察症状变化，如变化明显应及时就医，以防止因大意而延误病情。任何时候出现反复持续出现的眼前黑影，都建议尽早就医进行检查治疗。就诊前应自行观察黑影变化等情况，如是否加重，有无新的不适症状等，切忌未在医师指导下自行处理。

第六节　视物模糊

一、症状表现

视物不清、重影或模糊一片。

二、常见疾病

（1）屈光不正：包括近视、远视、散光。其中近视为看远处模糊、看近处清楚；远视在青少年表现为看近处模糊而看远处正常，在中老年人常表现为看远处和看近处均模糊，且看近处模糊的程度更重。

（2）老视：看远处清楚，看近处模糊。

（3）白内障：通常为老年性，看远处与看近处均模糊。

（4）角膜疾病：角膜炎、角膜瘢痕等。

（5）视网膜疾病：糖尿病性视网膜病变、黄斑变性、视网膜血管阻塞等。

（6）青光眼：常伴眼压升高。

（7）葡萄膜炎（又称虹膜炎等）：常伴眼红、眼痛。

三、处理原则

视物模糊是眼科常见症状，视物清晰是眼睛最重要的生理功能，因此出现视物模糊通常需要引起重视。突然出现的视物模糊必须及时到医院就诊，看远处和近处均模糊也需要及时就诊，进行相关眼科检查，明确诊断后针对病因进行治疗。

四、专家建议

视物模糊通常影响生活质量，且相对于无视物模糊的眼病更严重一些，需及时就医。对于青少年出现的视物模糊要进行视力和屈光等检查，最常见的为近视。对于老年性视物模糊如果单纯是看近处模糊通常是老视，可以配老花镜；如果看远处和近处均模糊，需要散瞳检查眼底，排查高血压、糖尿病等全身疾病的眼部并发症，以及白内障、黄斑变性等老年性眼病。

第七节　视野缺损

一、症状表现

视物范围受到影响，也表现为周边视力下降。

二、常见疾病

1. 主觉的视野缺损

（1）中心性的：黄斑病变、黄斑部裂孔、黄斑部视网膜脱离，老年性黄斑变性等。

（2）向心性的：视网膜色素变性、视神经萎缩、青光眼等。

（3）某一方向的：视网膜脱离，与脱离范围相对应的方向视野缺损。

2. 不能自觉的视野缺损

脑瘤、脑血管障碍、外伤等。

三、处理原则

治疗应查找引起视野缺损的原发疾病，针对病因进行治疗。突然出现的大面积视野缺损需眼科急诊就医，以免耽误治疗。

四、专家建议

视野缺损也是视功能受损的表现。急性大面积视野缺损容易被患者发现，应及时就医；慢性视野缺损不易被发现，有引起视野缺损可能的疾病时应定期进行检测，判断是否有视野缺损及视野缺损进展的速度。另外，视野检查也是一些疾病例如视路疾病鉴别诊断的重要依据。

第八节 眼 痛

一、症状表现

眼部的疼痛感，包括眼球、眼睑、眼眶等的疼痛不适。

二、常见疾病

（1）眼眶痛：眶上神经痛，鼻窦炎，眶骨膜炎，眶蜂窝织炎。

（2）眼睑痛：睑腺炎（麦粒肿），眼睑脓肿，眼睑疱疹。

（3）眼球痛：结膜、巩膜和浅层巩膜、眼球筋膜炎症，虹膜睫状体炎，角膜炎，电光性眼炎，眼内炎，全眼球炎，青光眼，眼球萎缩，视力疲劳等，可伴有眼刺激症状。

（4）眼球后痛：球后视神经炎，眶内肿瘤，蝶窦炎。

（5）伴有头痛的眼痛：①严重的眼病：急性闭角型青光眼，急性虹膜睫状体炎，葡萄膜大脑炎，交感性眼炎。②其他原因：血管神经性头痛、偏头痛、热病、中毒等。

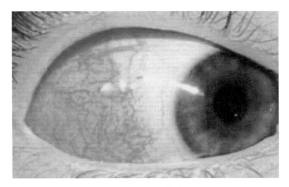

图 1-7 巩膜炎

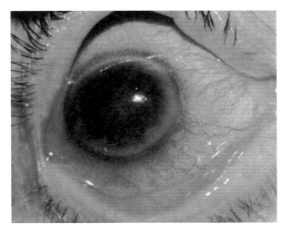

图 1-8 急性闭角型青光眼

三、处理原则

首先要明确病因，根据病因进行对应治疗。眼痛病因中炎症性疾病居多，伴有眼红等症状时多为眼表炎症，可尝试滴用抗生素滴眼液，若伴有视物模糊或症状长时间不见缓解应及时就医。

四、专家建议

眼痛应予重视，除了由于明显的局部原因如异物、急性眼睑感染或外伤所引起的以外，都需进一步检查以明确病因，根据疼痛的部位及体征进行鉴别诊断，还应注意全身疾病引起的眼痛。以其他症状为首发而眼痛症状较轻的疾病有时容易引起误诊，如恶心、呕吐、头痛伴有眼痛的青光眼往往容易误诊为急性胃肠炎，需要仔细鉴别。

第九节　眼　红

一、症状表现

眼睑或眼球表面的血管扩张、充血呈鲜红色。

二、常见疾病

1. 眼睑发红

眼睑皮肤炎症，如睑缘炎、睑腺炎（麦粒肿），睑板腺囊肿（霰粒肿）或外伤。

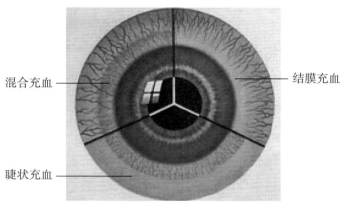

混合充血　　　　　　　　　　　　　　　结膜充血

睫状充血

图 1-9　导致眼球发红的三种充血状态

2. 眼球发红

（1）结膜充血：结膜炎、干眼等。

（2）睫状充血或混合充血：角膜炎、虹膜睫状体炎、角膜异物、青光眼、眼内炎、眼外伤等。

（3）巩膜充血：巩膜炎。

（4）结膜下出血：结膜下出血，眼外伤。

三、处理原则

根据眼红的部位和是否合并其他症状和体征判断疾病的严重程度，单纯的眼睑红或眼球红不合并视物模糊、眼痛等症状时多数病情较轻，可自行用药处理并密切观察，如有加重则需及时就医。如眼红同时还合并视物模糊、眼痛等症状，则应及时就医以明确诊断，以免延误治疗。

四、专家建议

眼红是眼科常见的症状，眼红涉及的疾病种类众多，一般可以分为感染性和非感染性两大类。门诊最常见的眼红是由干眼、细菌性结膜炎、过敏性结膜炎等所致，感染性眼病所致的眼红往往程度重、发生急，常伴危险因素或诱发因素及眼表感染，并常伴有脓性分泌物，需要医生开具抗生素或抗病毒等处方药眼药；非感染性眼病所致的眼红，则起病相对较缓，程度较轻，环境因素影响明显，常伴眼干或眼痒症状，结膜分泌物常为黏性。角膜炎性病变、虹膜炎性病变及青光眼等疾病除眼红外还常伴有视力下降，而过敏性疾病、干眼及结膜炎症病变，视力一般不受影响，伴有视力下降时必须及时到医院就诊。

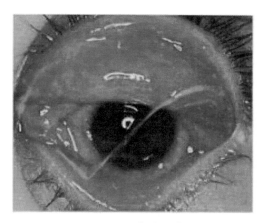

图 1-10　细菌性结膜炎

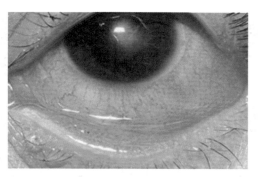

图 1-11　流行性出血性结膜炎

第十节 眼 痒

一、症状表现

眼部瘙痒不适，可表现为眼睑皮肤痒，也可表现为结膜痒。

二、常见疾病

（1）结膜炎：过敏性结膜炎、春季角结膜炎、巨乳头性结膜炎等，其中春季角结膜炎常表现为奇痒。

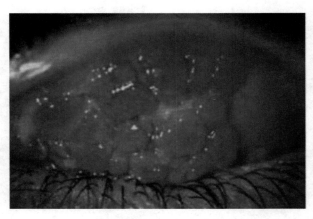

图1-12　春季角结膜炎

（2）干眼：除了眼痒常合并眼干涩、异物感等其他症状。

（3）睑缘炎：可合并睑缘充血、溃疡或脱屑。

（4）接触性眼睑皮炎：药物、化妆品、染发剂、睫毛膏、化学气体等接触眼睑引起。

三、处理原则

根据眼痒的季节、部位、体征、有无合并过敏性鼻炎等查找病因。因过敏导致的眼痒首先应避免接触过敏源，可给予抗组胺、肥大细胞稳定剂等抗过敏药物局部或全身使用，疗效不佳时应在医师的指导下给予非甾体消炎药或糖皮质激素局部使用。

四、专家建议

眼痒最常见的病因为变态反应，可为速发型或迟发型。眼睑皮肤或结膜直接接触过敏源较为常见，春秋季常见，也有常年过敏性，少数由食物过敏引起。抗组胺或肥大细胞稳定剂滴眼液为首选治疗，糖皮质激素不可长期使用，应防止升高眼压等副作用，特别是儿童。眼痒、水肿明显时可冷敷，忌辛辣和热敷。

第十一节 畏 光

一、症状表现

眼睛不能耐受光线的刺激，常伴有眼睑痉挛、流泪等症状。

二、常见疾病

1. 眼部病变

（1）炎症性：结膜炎，角膜炎，虹膜睫状体炎，电光性眼炎，眼内炎和全眼球炎。

（2）非炎症性：视疲劳，瞳孔散大，无虹膜（先天性或后天性），全色盲。

2. 全身病变

白化病，神经衰弱，热病，职业性眼病。

三、处理原则

应查找造成畏光的原发疾病，针对病因治疗，本症通常需到医院进行眼部专科检查以确诊。临时性佩戴墨镜可减轻症状。

四、专家建议

多见于角膜异物、角膜炎及角膜外伤；虹膜睫状体炎、结膜炎也可以引起畏光；药物性或疾病引起的瞳孔散大也可引起畏光。如婴幼儿出现畏光，应警惕是否有先天性青光眼，出现长时间畏光不能缓解应及时就医治疗。

第十二节　异物感

一、症状表现

有物体摩擦眼睑或眼球的不适感觉。

二、常见疾病

（1）角膜病变：角膜炎、角膜异物、角膜上皮擦伤、浅层点状角膜炎、角膜上皮炎、电光性眼炎等。

（2）结膜病变：结膜炎、结膜异物（在睑板上沟的异物易于忽略）、结膜结石、干眼等。

（3）眼睑病变：睑缘炎、睑内翻、倒睫、睑板腺功能障碍、睑板腺囊肿等。

（4）配戴接触镜：配戴接触镜时可能会伴随异物感。

三、处理原则

异物感是眼科常见症状，一般为眼表疾病引起。如有明确的外伤史应及时就医，如有明确异物进入则需及时就医取出，期间切忌用力揉搓眼球；如无外伤史和其他症状可给予人工泪液等滴眼液缓解症状。如合并其他症状或经过休息和人工泪液治疗无缓解，应到医院进行检查确诊，查找病因，对因治疗。

四、专家建议

异物感不等同于眼内确实有异物。如有异物入目病史应及时进行大量清水冲洗，再前往医院检查，确保清除异物，不可用力揉挤眼球，以免进一步损伤角膜。

第十三节 眼干涩

一、症状表现

眼干、眼涩的感觉异常。严重者可有自觉眨眼困难、眼球转动困难等表现。

二、常见疾病

干眼（详细见第二篇干眼）、沙眼、干燥综合征、视疲劳等。

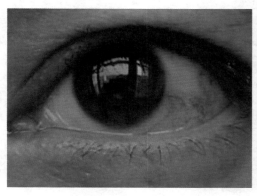

图1-13 干眼

三、处理原则

（1）眼表局部疾病：对症治疗，可以局部滴一些人工泪液，缓解干涩的症状。

（2）干燥综合征：全身免疫治疗的同时眼部局部治疗，缓解干涩的症状。

四、专家建议

眼干涩是多种疾病的一种眼表的感觉异常。对于非专业人士，如果应用人工泪液不能缓解症状时，一定要前往眼科就诊，以免延误病情。

第十四节　眼烧灼感

一、症状表现

眼睛像针刺了一下的感觉，然后会有流泪的表现，常为一过性，或表现为持续刺痛不适，"火辣辣"的感觉。

二、常见疾病

慢性结膜炎、角膜上皮炎、睑缘炎、电光性眼炎、干眼症等。

三、处理原则

禁止揉眼，患者在家可以用纯净水（或者放凉的白开水）冲洗、清洁一下眼睛，或者点一些人工泪液。

四、专家建议

自行处理后症状如果不能缓解，建议眼科就诊，以免延误病情。

第十五节　流泪与溢泪

一、症状表现

泪液分泌过多，不能正常排出而自睑裂部流出为流泪。泪液排出受阻为溢泪。

二、常见疾病

1. 流泪

（1）炎症刺激：如结膜炎、角膜炎、虹膜睫状体炎、巩膜炎、睑缘炎、电光性眼炎等。

（2）外因刺激：如风沙，烟尘，光线，毒气，角、结膜异物和擦伤、裂伤，角膜上皮炎和上皮脱落，倒睫，睑内翻，眼睑闭合不全结膜暴露等。

（3）全身因素：疼痛刺激和精神因素。

2. 溢泪

泪道阻塞（先天性、后天性或外伤引起）。

（1）眼睑位置异常：下睑内翻，泪小点外翻，从而导致泪液不能进入泪道。

（2）泪小点病变：眼睑烧伤和化学伤使泪小点位置异常，泪小点先天性或后天性闭塞，泪小点有新生物，从而导致泪小点不能导入泪液。

（3）泪小管病变：炎症引起泪小管狭窄、阻塞或闭锁，外伤性泪小管断裂。

（4）泪囊病变：泪囊炎症、囊肿或肿瘤。

（5）鼻泪管病变：先天性鼻泪管下端瓣膜阻塞，鼻炎或上颌窦炎引起鼻泪管狭窄或阻塞致慢性泪囊炎。

三、处理原则

（1）流泪的患者需要排查刺激因素：炎症刺激引起的需要抗炎、消炎治疗；外因刺激引起的需要排查外因，以消除外因刺激。

（2）溢泪的患者需要进行泪道冲洗，看一下是具体什么部位堵塞或者狭窄造成的，轻度的泪道狭窄冲洗泪道就可以解决，但是严重的泪道狭窄或者不能探通的泪道阻塞则需要手术治疗。

四、专家建议

不论是流泪还是溢泪，都不是患者能够在家自行治疗处理的，皆需要及时去眼科就诊，查找病因，对因治疗，以免延误病情。

第十六节　眼分泌物

一、症状表现

（1）按颜色分：白色，黄色，绿色，透明。

（2）按性状分：脓性，浆液性，水样，拉丝状，颗粒状，结晶状。

二、常见疾病

（1）大量脓性分泌物：急性细菌性感染。

（2）少量脓性分泌物或者水样分泌物：病毒，科—韦（Koch–Weeks）杆菌，葡萄球菌，链球菌及包涵体感染。

（3）浆液性或黏液—纤维蛋白性分泌物：病毒性感染和过敏性病变。

三、处理原则

根据感染原因不同正确地使用抗生素滴眼液或抗病毒滴眼液，对于过敏所致者使用抗过敏滴眼液。

四、专家建议

当前抗生素的滥用不只体现在静脉输液、口服的用药途径，抗生素滴眼液的滥用也非常普遍，故此对因治疗一定要有依据，应在专业医师指导下合理使用，否则容易引起眼表菌群紊乱，结果得不偿失。

第十七节 复 视

一、症状表现

（1）单眼复视：仅用一只眼注视时出现两个影像，但双眼看东西的时候这种重影感会有所改善。

（2）双眼复视：用双眼注视一物体时为两个影像，遮盖一只眼后复视消失。

二、常见疾病

1. 单眼复视

（1）屈光不正（近视、散光）。

（2）虹膜根部离断，多瞳，晶状体半脱位。

（3）斜视矫正术后（原有异常视网膜对应）。

（4）生理性（由于晶状体的三棱镜效应）。

2. 双眼复视

（1）水平复视：水平肌麻痹，分开麻痹，集合麻痹，集合痉挛，急性共同性内斜视，核间麻痹。

（2）垂直复视：垂直肌麻痹，斜肌麻痹，眶壁骨折，Graves 眼病。

三、处理原则

（1）单眼复视：眼科排查屈光不正还是局部外伤造成，查明原因后进一步对症处理。

（2）双眼复视：需要眼科就诊，排查是单纯眼外肌麻痹造成的还是由于颅内病变（脑白质脱髓鞘、脑梗死等）引起的，然后进一步对症治疗。

四、专家建议

出现复视的症状需及时就医，查明病因。由于高血压、糖尿病、甲状腺相关眼病以及颅内病变等全身疾病导致的复视如不能对因治疗，一方面对症治疗效果欠佳，另一方面会因全身疾病得不到有效治疗而延误病情。

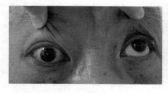

图1-14　斜视

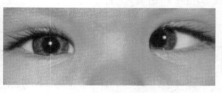

图1-15　内斜视

第十八节　视疲劳

一、症状表现

视疲劳又称为眼疲劳。患者有用眼后（尤以视近物后）眼部不适、视物模糊、眼发干、烧灼感、眼痛、眼眶痛，可伴有全身症状如头痛、头晕、恶心等。

二、常见疾病

1. 眼部原因

屈光不正（远视、散光、假性近视），屈光参差，未佩戴合适的眼镜。

（1）调节功能障碍：老视眼，调节衰弱，调节痉挛。

（2）眼肌功能障碍：外隐斜，内隐斜，集合无力，融合无力。

（3）眼病所致视力不良。

2. 全身原因

身体衰弱，病后恢复期，内分泌紊乱，哺乳期，更年期，神经官能症，过度疲劳。

3. 环境原因

光线过强（眩光）或过暗，阅读物过于细小、字体与背景对比度低，视标不稳定，以及视频终端综合征。

三、处理原则

（1）眼部原因：矫正屈光不正，医学验光佩戴合适眼镜。

（2）全身原因：轻症患者适度休息后可以缓解，休息后不能缓解的患者以及重症患者需医院就诊，排除其他疾病，对症治疗。

（3）环境原因：调整阅读环境的光线，调整电子读物的字体等。

四、专家建议

当下因电子产品应用广泛，视疲劳患者较多，屈光不正的患者建议去正规医院验光，必要时散瞳验光，佩戴验配准确的眼镜可以有效避免视疲劳的发生。同时，有些其他疾病的患者也会出现类似于视疲劳的症状，务必去医院检查排除其他相关疾病后才能诊断视疲劳。

二、常见眼病篇

第一节　睑腺炎

一、疾病描述

睑腺炎又名麦粒肿、针眼、土疖、土疡、偷针，是指眼睑边缘生疖，形如麦粒，红肿痒痛，易成脓溃破的眼病，是眼睑腺体的一种急性化脓性炎症。睫毛毛囊或附属的皮脂腺感染凸起于外称外麦粒肿，睑板腺感染隆起于内称内麦粒肿，主要由金黄色葡萄球菌感染所致。

二、典型症状

本病为常见多发病，发病与季节、气候等无关，可单眼或双眼发病，以胞睑局部红赤、肿胀、疼痛为主要特征，病变处可触及硬结，伴有压痛，硬结可软化成脓，可于眼睑皮肤面或睑结膜面溃破。一般初发多以肿痒明显，中期以肿痛为主，脓成溃破后诸症减轻，红肿渐消。病情严重时可伴耳前淋巴结肿痛、发热、恶寒、头痛等症状。

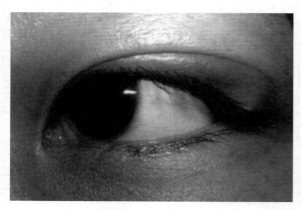

图 2-1　睑腺炎

三、处理原则

局部滴广谱抗生素眼药水或清热解毒眼药水，如盐酸左氧氟沙星滴眼液、妥布霉素滴眼液、鱼腥草滴眼液等。晚上睡前可涂抹抗生素眼药膏，如氧氟沙星眼药膏、红霉素眼药膏。同时可湿热敷，口服清热解毒药物等，如牛黄解毒丸、龙胆泻肝丸等。还可进行耳尖放血等治疗，需要注意无菌操作。如自行处理后病情持续进展或加重明显应及时就医，必要时手术治疗。

四、生活调护

（1）注意眼睑局部卫生，不用脏手或不洁手帕揉眼。

（2）发病期间忌食辛辣、海鲜、羊肉等发物。

（3）切忌挤压排脓，否则可造成脓毒扩散而出现危重症。

五、预后特点

（1）早期积极治疗，可于数天内消散，少数患者不治自愈。

（2）如针眼成脓，则自溃，或手术切开排脓后，病情缓解，可以痊愈。

（3）如乱加挤压，脓毒扩散，可致病情加重，严重可危及生命。

（4）本病有反复发作及多发倾向。

六、专家建议

麦粒肿为常见眼病，小儿、老人、身体虚弱者多发，与日常作息不规律、喜食辛辣炙煿等生活习惯有关。少数病人可自行痊愈，多数需要正确治疗，部分病人发病早期或者反复发病症状不剧烈，仅有轻微痒痛，及时给予干预多数可以恢复，如果病情进展迅速，红肿热痛剧烈同时伴有发热等症状时一定要及时就医处理，以免耽误病情。

第二节　结膜炎

结膜是覆盖于眼睑后和眼球前的一层半透明黏膜组织，俗称白眼珠。结膜暴露于外，与外界环境相接触，眼表所具有的防护机制使其具有一定的预防感染的能力，但当机体防御能力减弱或外界致病因素增强时，将引起结膜组织的炎症发生，这种炎症统称为结膜炎。结膜炎是由微生物（细菌、病毒或衣原体等）感染、外界刺激（物理性刺激、化学性损伤）、免疫性病变（过敏性）、全身状况相关的内因、邻近组织炎症等引起。

细菌性结膜炎

一、疾病描述

结膜炎中最多发的就是细菌性结膜炎。正常情况下结膜囊内可存有细菌，这些正常菌群可通过释放抗生素样物质和代谢产物，减少其他致病菌的侵袭。当致病菌的侵害强于宿主的防御功能或宿主的防御功能受到破坏的情况下，如干眼、长期使用糖皮质激素等，即可发生感染。患者眼部有不同程度的结膜充血和结膜囊脓性、黏液性或黏脓性分泌物时，应怀疑细菌性结膜炎。按发病快慢可分为超急性（24小时内）、急性或亚急性（几小时或几天）、慢性（数天至数周）。按病情的严重情况可分为轻、中、重度。

二、典型症状

细菌性结膜炎最初多为单眼发病，通过接触传播后可波及双眼。以眼部刺激感、充血、晨起眼角有分泌物为主要特征，还可表现为干涩、刺痛、眼痒、异物感、烧灼感、畏光、流泪等。分泌物起初呈较稀的浆液性，随病情进展变成黏液性及脓性，其中超急性淋菌性结膜炎为大量脓性分泌物。偶有眼睑水肿，视力一般不受影响，若是累及角膜，可引起视力下降。超急性细菌性结膜炎潜伏期短，病情进展迅速，可引起严重并发症。急性或亚急性细菌性结膜炎传染性强，多见于春秋季节，病程多少于3周。慢性细菌性结膜炎进展缓慢，持续时间长。

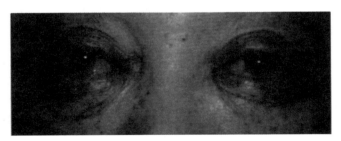

图 2-2   急性细菌性结膜炎

三、处理原则

去除病因，抗感染治疗。局部使用广谱抗生素。超急性细菌性结膜炎局部治疗和全身用药并重。

局部治疗：当患眼分泌物多时，可用无刺激性的冲洗剂如3% 硼酸水或生理盐水冲洗结膜囊。冲洗时要小心操作，避免损伤角膜上皮，冲洗液勿流入健眼，以免造成交叉感染。局部充分使用有效的抗生素滴眼剂和眼药膏。急性阶段每1～2小时1次。目前常使用广谱氨基苷类或喹诺酮类药物，如妥布霉素、氧氟沙星、加替沙星以及左氧氟沙星滴眼剂或眼药膏。成人急性或亚急性细菌性结膜炎一般选择滴眼剂。儿童则选择眼膏，避免滴眼剂在哭泣时随眼泪排出，而且其作用时间更长。

全身治疗：病情急重，伴全身症状者，应全身及时使用抗生素治疗，患者应及时去往医院就医。

四、生活调护

（1）严格注意个人卫生和集体卫生。提倡勤洗手、洗脸和不用手或衣袖拭眼。

（2）急性期患者需隔离，以避免传染，防止流行。一眼患病时应防止另眼感染。

（3）严格消毒患者用过的洗脸用具、手帕及接触的医疗器皿。

（4）为减轻急性期症状，可适当冷敷。

（5）切勿包扎患眼，但可配戴太阳镜以减少光线的刺激。

五、预后特点

（1）大多数细菌性结膜炎预后良好，多无视力损害，很少出现并发症。

（2）部分细菌性结膜炎可因并发角膜炎症进而损害视力。超急性细菌性结膜炎可引起严重并发症。

（3）急性结膜炎通常有自限性，病程在2周左右，局部有效治疗可以减轻炎症程度和缩短疾病持续时间，给予敏感抗生素治疗后，在几天内痊愈。

（4）慢性结膜炎无自限性，治疗较棘手。

（5）严重或慢性的结膜炎症可发生永久性改变，如结膜瘢痕导致的睑球粘连、眼睑变形或继发干眼。

六、专家建议

眼部卫生的日常管理对预防和治疗结膜炎尤为重要，平时应当注意个人卫生尤其是手部的清洁，注意不与他人共用眼药水或眼药膏、毛巾及眼部化妆品等，平时佩戴角膜接触镜时，也应注意手部及接触镜的清洁。眼睛红肿时，不宜佩戴角膜接触镜，且眼部不宜化妆。一旦发现眼部感染，应向医生求助，使用纸巾或一次性毛巾，不宜用脏手接触眼部，单眼患有结膜炎时，注意不要用手或是物品接触患眼后再接触健眼。

病毒性结膜炎

一、疾病描述

病毒性结膜炎是一种常见的由病毒感染引起的结膜炎症，可由多种病毒引起。病变程度因个人免疫状况、病毒毒力大小不同而存在差异，通常有自限性。临床上按病程分为急性和慢性两组，以前者多见，包括流行性角结膜炎、流行性出血性结膜炎、咽结膜热、单纯疱疹病毒性结膜炎和新城疫病毒结膜炎等。慢性病毒性结膜炎包括传染性软疣性睑结膜炎、水痘—带状疱疹病毒性睑结膜炎和麻疹病毒性角结膜炎等。临床常见的病毒性结膜炎以流行性角结膜炎、咽结膜热两种腺病毒性角结膜炎，以及流行性出血性结膜炎为主。

二、典型症状

病毒性结膜炎起病急、症状重。主要症状有眼红、疼痛、畏光、流泪伴有水样分泌物，可伴有眼睑水肿、结膜下出血、发热、咽痛等症状。病毒性结膜炎患者常出现耳前淋巴结肿大和压痛。流行性角结膜炎早期常一眼先发病，数天后对侧眼也受累，发病数天后可损伤角膜上皮。流行性出血性结膜炎潜伏期短，多同时侵犯双眼，也可先后发病。咽结膜热多见于 4～9 岁儿童和青少年，常于夏、冬季节在幼儿园、学校中流行。

三、处理原则

当出现感染时尽可能避免人群之间的接触。局部冷敷和使用血管收缩剂可减轻症状，急性期可使用抗病毒药物抑制病毒复制如干扰素滴眼剂、阿昔洛韦、更昔洛韦等，每小时 1 次。合并细菌感染时加用抗生素治疗。病情严重者出现假膜、伴随视力下降时需要及时就医，在医生指导下使用糖皮质激素滴眼剂，病情控制后应减少糖皮质激素滴眼剂的滴眼频度，逐渐减药，不要突然停药，以免复发，另外还要注意激素的不良反应。

四、生活调护

（1）必须采取措施减少感染传播，加强个人卫生，发病期间勿去公共场所、泳池等。

（2）所有接触感染者的生活用具、手帕和器械必须仔细清洗消毒。

（3）感染者避免接触眼睑和泪液，经常洗手。

（4）保持局部清洁，患眼严禁遮盖。

（5）注意休息，避免用眼过度。

五、预后特点

（1）病毒性结膜炎早期及时治疗一般预后良好，很少出现并发症。

（2）流行性角结膜炎引起的角膜上皮浸润可持续数月甚至数年之久，逐渐吸收，极个别情况下，浸润最终形成瘢痕，造成永久性视力损害。

（3）大部分病毒性结膜炎有自限性，病程较短。

（4）病情严重者，假膜或真膜形成后能导致扁平瘢痕、睑球粘连。

六、专家建议

病毒性结膜炎患者在日常生活中要注意用眼卫生，注意个人卫生尤其是手部的清洁，注意不与他人共用眼药水或眼药膏、毛巾及眼部化妆品等，防止与他人接触，禁止去往人群聚集的公共场所，减少感染传播机会。平时加强锻炼身体，提高自身免疫力。多饮水，清淡饮食，补充多种维生素。

免疫性结膜炎

一、疾病描述

免疫性结膜炎又称变态反应性结膜炎，是结膜对外界过敏原的一种超敏性免疫反应。由体液免疫介导的免疫性结膜炎呈速发型，临床上常见的有枯草热异位性结膜炎和春季角结膜炎；由细胞介导的则呈慢性过程，常见的有泡性角结膜炎。眼部的长期用药又可导致医源性结膜接触性或过敏性结膜炎。有速发型和迟发型两种。还有一种自身免疫性疾病，包括干燥性角结膜炎、结膜类天疱疮、Stevens–Johnson 综合征等。

二、典型症状

免疫性结膜炎主要的症状为眼部奇痒，伴有其他症状如：疼痛、异物感、羞光、烧灼感、流泪和黏性分泌物增多。大部分免疫性结膜炎具有季节性发作或季节性加重的特征。春季角结膜炎易累及角膜，刺激症状加重，角膜受损最常表现为弥漫性点状上皮角膜炎，部分患者还可出现上睑下垂。季节性过敏性结膜炎有时合并有结膜水肿或眼睑水肿，许多患者有过敏性鼻炎及支气管哮喘病史。

三、处理原则

应脱离过敏原，冰敷眼睑，生理盐水冲洗结膜囊等。局部使用抗组胺类滴眼液减轻患者症状，如富马酸依美斯汀；非甾体抗炎类滴眼液在过敏性疾病发作的急性阶段及间歇阶段均可使用，如双氯芬酸钠滴眼液、普拉洛芬滴眼液；肥大细胞稳定剂，常用的有色甘酸钠滴眼液，最好在接触过敏原之前使用，对于已经发作的患者治疗效果较差；人工泪液可以稀释肥大细胞释放的炎症介质，同时可改善因角膜上皮点状缺损引起的眼部异物感。病情严重者在医生指导下短期局部使用糖皮质激素。抗组胺药与肥大细胞稳定剂联合使用治疗效果较好，可减轻眼部不适症状。合并眼外症状者可口服抗过敏药。顽固性春季角结膜炎可局部应用免疫抑制剂，如环孢素A、他克莫司。由于佩戴角膜接触镜引起的结膜炎，应更换高透氧性或小直径硬性接触镜，并缩短佩戴时间。自身免疫性结膜炎应对症治疗，使用人工泪液可减轻症状。

四、生活调护

（1）避免接触可能的过敏原，避免阳光刺激。

（2）药物过敏所致者，立刻停用致敏药物。

（3）补充多种维生素，增加营养，加强锻炼，增强体质。

（4）炎症进展期，最好停戴角膜接触镜。

五、预后特点

（1）免疫性结膜炎经积极治疗，症状可改善，但是根治比较困难。

（2）大多数免疫性结膜炎预后良好，多无视力损害，很少出现并发症。

（3）春季角结膜炎是一种自限性疾病，可间断反复发作持续 2 ～ 10 年，成年后逐渐消失，严重者危害角膜，可影响视力。

（4）自身免疫性结膜炎病程长者可出现倒睫、睑内翻、睑球粘连等。

六、专家建议

日常注意眼部卫生，不用脏手、脏毛巾接触眼睛。改善生活环境，减轻过敏原的影响。通过锻炼身体、加强营养增强抵抗力。注意休息，避免劳累过度。佩戴角膜接触镜的患者应加强接触镜护理，缩短佩戴时间；疾病恶化期间，停戴接触镜。日常饮食注意避免食用海鲜类、辛辣刺激类、肉鱼蛋奶等加重过敏的食物，多食用新鲜的蔬菜水果等补充维生素。

第三节　干　眼

一、疾病描述

干眼为多因素引起的慢性眼表疾病，是由泪液的质、量及动力学异常导致的泪膜不稳定或眼表微环境失衡，可伴有眼表炎性反应、组织损伤及神经异常，造成眼部多种不适症状和（或）视功能障碍。

眼表泪膜主要由脂质层、水液层及黏蛋白层组成，通过泪液动力学（包括眨眼等）将泪液分布在眼表，并最后排出眼部。各种因素引起的泪膜成分、泪液量以及动力学的改变是导致干眼的重要原因，其病理过程复杂。

按照泪液的主要成分及泪液动力学因素进行分类，干眼分为水液缺乏型干眼、脂质异常型干眼、黏蛋白异常型干眼、泪液动力学异常型干眼、混合型干眼 5 种类型。临床多数患者就诊时为混合型干眼，但是多数患者在发病早期仅为单纯型干眼，往往因病情早期未能得到及时控制，后来发展为混合型干眼。

干眼的发生受全身以及局部疾病、环境、生活方式、手术乃至药物等多种因素影响，在发展过程中可能会有不同的因素加入，与人们的生活习惯密切相关，是一种慢性疾病，多需要长期治疗，需要尽可能明确病因，同时患者也应树立信心，加强生活调护。

二、典型症状

本病为常见多发病，一般双眼发病，以眼疲劳、异物感、干涩感为主要特征，其他伴随症状有烧灼感、眼胀感、眼痛、畏光、眼红等，严重时会影响视力。若伴有口鼻干燥、关节痛等症状应排除干燥综合征。

三、处理原则

干眼的治疗原则是根据干眼的类型和程度给予长期和个体化治疗，同时使患者适应慢病管理体系。治疗方案的基本选择原则是从简单到复杂、从无创到有创。

首先需要针对已知的病因进行治疗，如积极改善工作、生活环境，矫正屈光不正，纠正不良的用眼习惯，减少电子产品的使用时间等；对于因全身免疫性疾病或其他疾病引起的干眼，应协同相关专科共同治疗原发病等。

局部用药最常用的是润滑眼表和促进修复类药物。模拟泪液各种成分的人工泪液如玻璃酸钠滴眼液，促进泪液分泌的滴眼液如地夸磷索钠滴眼液，以及促进眼表修复的滴眼液如表皮生长因子等最为常用。必要时在专科医师指导下联合抗炎、抗菌等治疗；泪道栓塞和湿房镜可用于中重度干眼或常规治疗疗效不佳者。除此以外还可以配合睑缘清洁、局部热敷、睑板腺按摩等物理疗法，强脉冲光治疗以及热脉动治疗对于脂质异常型干眼及蠕形螨睑缘部病变者有很好的疗效。若伴有全身症状如口鼻干燥、关节痛或自行处理后病情持续进展应马上就医。

四、生活调护

（1）注意休息，合理安排生活作息，保持眼睑清洁，避免熬夜等外界不良刺激。

（2）减少电子屏幕使用时间，使用后适当休息，避免过度用眼。

（3）近视或远视者应佩戴合适眼镜。

五、预后特点

（1）干眼早期病情往往较轻，注意生活调护，合理用眼，配合使用热敷与药物治疗等一般可有效缓解。

（2）如病情持续发展，可能出现丝状角膜炎，症状演变为不能忍受，可辅以中药、针灸、熏蒸、湿房镜和泪小点暂时性封闭等手段，一般经过规律治疗后预后较好。

（3）部分睑板腺有器质性病变的患者，症状可以得到控制，但难以治愈。

（4）病情发展至晚期出现角膜溃疡、角膜变薄、穿孔、偶有继发性细菌感染。角膜瘢痕形成后，严重影响视力。

六、专家建议

干眼为常见眼病，好发于长时间用眼的人群，与用眼习惯不良、视屏终端使用时间过长、生活作息不当及睑板腺功能障碍，以及精神心理状态等因素有关，部分病人适当休息配合热敷及人工泪液可迅速缓解，无法缓解者需要规律正确治疗，部分有全身症状及睑板腺功能障碍的患者治疗效果可能不佳。若病情无法缓解，出现眼痛、视力下降、严

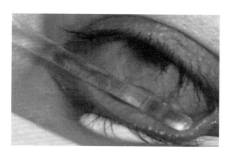

图 2-3　睑板腺功能障碍

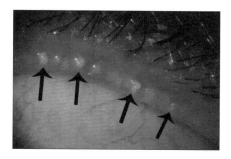

图 2-4　睑板腺开口堵塞

重影响生活质量或伴有口干鼻干等全身症状时一定要及时就医处理，以免耽误病情。

第四节　结膜下出血

一、疾病描述

结膜下出血是一种由于球结膜下血管破裂或渗透性增加引起的疾病，可发生于任何年龄段，可由咳嗽、呕吐或外伤等病因导致，常发生于单眼。由于球结膜下组织疏松，出血后易聚积成片状。严格来说结膜下出血只是一种症状，而不是一种疾病，很难找到确切的病因。

二、典型症状

本病为常见多发病，可发生于任何年龄段，可由激烈咳嗽、呕吐或外伤等诱因导致。表现为白睛溢血，常为片状。初期为鲜红色，后期出血面积会先随时间扩大，可沿眼球扩散形成片状出血，然后随时间慢慢消散，一般 7 ～ 12 天内可自行吸收。

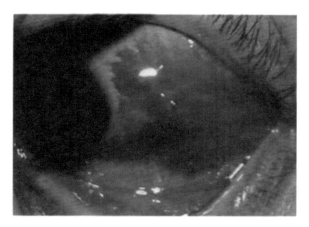

图 2-5　结膜下出血

三、处理原则

（1）首先应寻找出血原因，针对原发疾病进行治疗。

（2）出血 48 小时内可冷敷，48 小时后热敷，每日 2 次，可促进出血吸收。

（3）可使用清热解毒药物辅助治疗，加速出血消散。

四、生活调护

（1）注意休息，缓解心理压力，饮食清淡，避免食用辛辣刺激之物。

（2）避免局部撞击加重出血。

五、预后特点

（1）本疾病具有自愈性，一般出血后 7 ～ 12 天内自行吸收。

（2）若反复发作，应及时就医，排除全身系统疾病。

六、专家建议

本病是由于球结膜下血管破裂或通透性增加引起的以白睛片状出血为主要表现的一种疾病。该病具有自愈性，出血早期可局部冷敷治疗，2 天后热敷以促进血液吸收。患者应放松心情，不要过度紧张，可辅以清热解毒药物进行治疗。若频繁发作，则需立即就医，排除全身其他系统疾病，以免耽误病情。

第五节　角膜炎

　　角膜炎是一种由于各种致病因素引起的角膜炎症的统称。不同原因引起的角膜炎都有相似的发展过程——角膜溃疡，溃疡愈合时，根据溃疡深浅程度不同，可遗留厚薄不均的瘢痕，有着极高的致盲率。发现角膜炎后需及时就医，并探明病因，针对病因治疗，从而获得较好的预后。根据不同的病因可大致分为细菌性角膜炎、病毒性角膜炎、真菌性角膜炎以及其他角膜炎4类。

细菌性角膜炎

一、疾病描述

　　是由细菌感染引起的一种化脓性角膜炎。病情一般较为危重，若未及时治疗，可能发生角膜溃疡穿孔。严重者可导致眼内感染甚至眼球萎缩，即使及时控制，也可能会残留广泛的角膜瘢痕，永久影响视力。

二、典型症状

一般起病骤急，常有角膜不洁接触史，患眼有畏光、流泪、疼痛、视力障碍、眼睑痉挛等症状。角膜上出现上皮溃疡，但肉眼难以辨认，等到中期角膜溃疡形成后可见溃疡表面流出黄白色、灰色或黄绿色脓性分泌物。

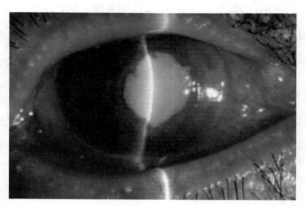

图 2-6　细菌性结膜炎

三、处理原则

（1）一旦出现视力下降、眼痛、流泪等典型症状时，应立即就医，切不可自行用药，以免延误治疗时机。

（2）在医师的指导下使用有效的抗生素滴眼剂和眼药膏，如左氧氟沙星滴眼液、妥布霉素滴眼液等。

（3）可使用清热解毒的中药或中成药辅助治疗，避免食用辛辣刺激之物与牛羊鱼肉。

（4）按时复诊，不可擅自停药，以免反复发作。

四、生活调护

（1）注意休息，患眼尽量保持闭合，按时用药。

（2）避免食用辛辣刺激之物及牛羊鱼肉，保持饮食清淡洁净。

五、预后特点

（1）本疾病较为严重，根据溃疡深度及位置不同，形成的瘢痕也不同，预后也不一。溃疡越浅，形成的瘢痕越薄，对视力的影响越小。若瘢痕位置靠近瞳孔，则对视力的影响大，预后也较差，甚至可能会失明。

（2）若未能及时处理，出现角膜溃疡穿孔，可能会发生眼内感染，甚至眼球萎缩。

六、专家建议

本病是由于细菌引起的角膜溃疡导致的化脓性角膜炎症，起病骤急，预后不佳，溃疡愈合后遗留瘢痕，会不同程度地影响视力，如治疗不及时甚至会导致失明。一旦出现视力下降、眼痛、流泪等症状应第一时间就医，严格遵守医嘱治疗，按时复查，以免延误病情，造成不可挽回的后果。

病毒性角膜炎

一、疾病描述

是由单纯疱疹病毒引起的角膜感染，又称为单纯疱疹性角膜炎。可分为单次发作的原发性单纯疱疹病毒性角膜炎与复发性的单纯疱疹病毒性角膜炎。本病容易反复发作，多次发作后角膜混浊逐渐加重，最终可以导致失明。

二、典型症状

原发单纯疱疹性角膜炎常见于儿童，伴有全身发热，耳前淋巴结肿大，唇部或皮肤有疱疹。眼部症状有畏光、流泪和眼痛等典型症状，多为双侧发病。

复发单纯疱疹性角膜炎常由发热、疲劳、紫外线照射、外伤、精神压力或其他全身疾病等因素诱发，多为单侧发病。典型症状有视力下降与畏光流泪。但由于该类患者常反复发作，角膜敏感性降低，自觉症状常较轻微。

三、处理原则

（1）出现反复发作的视力下降、眼红、畏光流泪等症状应及时就医，切不可擅自用药，以免延误治疗时机。

（2）在医师的指导下使用抗病毒药，如阿昔洛韦滴眼液、更昔洛韦滴眼液等。

（3）可使用清热解毒的中药或中成药辅助治疗，避免食用辛辣刺激之物与牛羊鱼肉。

（4）按时复诊，关注症状，若有不适，随时就诊。

四、生活调护

（1）注意休息，患眼尽量保持闭合，按时用药。

（2）避免食用辛辣刺激之物及牛羊鱼肉，保持饮食清淡洁净。

五、预后特点

（1）本疾病较为严重，由于反复发作，角膜逐渐瘢痕化，从而不可逆地影响视力。

（2）若治疗及时，辅助使用中药控制复发次数，调节饮食起居，病情可以得到有效控制。

六、专家建议

本病是由单纯疱疹病毒引起的病毒性角膜炎症，容易反复发作，复发难以控制，从而导致角膜混浊逐渐增加，最终失明。如出现视力下降、眼痛与畏光流泪等典型症状时，应及时就医。有过单纯疱疹病毒性角膜炎的患者应随时关注眼部状况，若有不适，就算症状轻微也应及时就诊。同时注意调整生活习惯，增强体质，治疗中不同阶段辅以相关中药，可以缩短病程、控制复发。

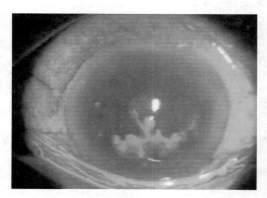

图 2-7　病毒性角膜炎（树枝状）

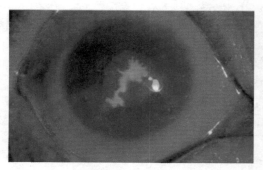

图 2-8　病毒性角膜炎（地图状）

真菌性角膜炎

一、疾病描述

是由致病真菌引起的致盲率极高的感染性角膜病变。随着抗生素与激素的使用，发病率有所上升。

二、典型症状

多有植物划伤角膜的外伤史，或长期使用激素和抗生素的病史。往往起病缓慢，眼痛、畏光流泪等症状较轻，伴有视力障碍。揉眼可见溃疡面为乳白色，外观呈牙膏样。由于真菌穿透性强，随着菌丝侵入可出现虹膜睫状体炎、青光眼等症状。

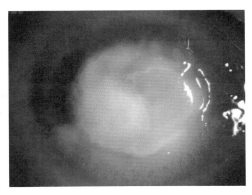

图 2-9　真菌性角膜炎

三、处理原则

（1）植物划伤角膜后应尽快就医，并说明情况，出现类似症状也应马上就医，不可自行处理，以防耐药。

（2）真菌培养后，在医师的指导下制定治疗方案，联合使用抗真菌药，如两性霉素 B 滴眼液、咪康唑滴眼液等。

（3）可使用中药或中成药辅助治疗，避免食用辛辣刺激之物与牛羊鱼肉，避免滥用激素及抗生素。

四、生活调护

（1）注意休息，患眼尽量保持闭合，按时用药。

（2）避免食用辛辣刺激之物及牛羊鱼肉，保持饮食清淡洁净。

五、预后特点

（1）本疾病较为严重，常严重影响视力，即使治疗也有部分患者病情难以控制，可能需要手术治疗。

（2）当真菌进入前房后，可能会引起虹膜睫状体炎及青光眼。

（3）若出现角膜穿孔或出现真菌性眼内炎，预后极差，甚至需要摘除眼球。

六、专家建议

本病是由致病真菌引起的致盲率极高的感染性角膜病变，常出现在植物划伤或抗生素及激素的长期使用后。由于起病较慢，刺激症状较轻，易被忽视，如有相关外伤史或者用药史同时出现视力障碍者应及时就诊，以免延误治疗。并且抗真菌药物极易耐药，需要在专科医师指导以及密切监测下正确用药，切忌擅自处理，以防延误治疗时机。

其他角膜炎

除以上 3 种常见的角膜炎症之外，还有棘阿米巴原虫引起的棘阿米巴角膜炎，以及其他非感染性因素引起的角膜炎如角膜基质炎和暴露性角膜炎等。棘阿米巴角膜炎常见于佩戴污染过的角膜接触镜后，非感染因素引起的角膜炎则常伴有其他全身疾病。但主要的症状离不开视力下降、眼痛、畏光流泪等。一旦发现类似症状，皆应及时就医，寻求专业帮助。

第六节　白内障

一、疾病描述

晶状体混浊称为白内障。白内障发生的危险因素主要有老化、糖尿病、遗传、免疫、辐射、过度调节、吸烟、饮酒、糖皮质激素的应用、全身及局部营养障碍等。

白内障是全球第一位的致盲性眼病，尤其是年龄相关性白内障，其患病率随年龄增长而明显增高，我国现有 60 岁以上老年人 13 700 万，其中因白内障所致老年盲人及低视力患者占 73.13%。我国目前白内障患者约有 650 万人需要手术治疗，每年新增白内障盲人约 130 万人，因此白内障的防治是我国目前防盲治盲的重点工作。

本节重点讲年龄相关性白内障。

二、典型症状

根据晶状体混浊部位的不同，将年龄相关性白内障分为皮质性、核性及后囊下 3 种类型。

1. 皮质性白内障

皮质性白内障是临床上最为常见的类型，根据发展过程可分为初发期、膨胀期或未成熟期、成熟期和过熟期。

（1）初发期：最初在晶状体皮质出现空泡、水裂和板层分离等晶状体吸水后的水化现象，以后发展为楔形混浊。楔形混浊基底朝向周边，尖向中央，作辐射排列。当混浊仅出现在周边部时，对视力无影响；如果混浊位于瞳孔区，则引起视力障碍。

（2）膨胀期或未成熟期：晶状体混浊继续加重，原有的楔形混浊向瞳孔区发展并互相融合，视力显著下降。由于渗透压改变，晶状体吸收水分，使体积膨胀、增大，导致前房变浅，少数患者可诱发急性青光眼，此时可见空泡、水裂和板层分离。因晶状体前囊下仍有透明皮质，斜照法检查可见虹膜投影。患者视力明显下降，眼底难以观察。

（3）成熟期：膨胀期以后晶状体完全混浊，膨胀消退，前房深度恢复正常。由于晶状体内水分逸出，混浊已达到囊膜下，斜照法检查虹膜投影为阴性。部分患者可见前囊膜表面有白色斑点或皮质钙化。患者视力高度障碍，只存手动或光感，眼底不能窥入。

（4）过熟期：晶状体逐渐脱水，体积缩小，出现前房加深、虹膜震颤、皮质乳化、核下沉，此时视力可能好转。

2. 核性白内障

此型白内障发病年龄较早，进展较慢，没有明显分期。核的混浊从胚胎核或成人核开始，初起时核呈黄色混浊，随着病程进展逐渐加深而成为黄褐色、棕色、棕黑色，甚至黑色。由于核密度增加致屈光指数增强而产生核性近视，远视力下降缓慢；后期因晶状体核的严重混浊，使眼底不能窥见，视力极度减退。

3. 后囊下白内障

此型可以单独发生，也可以与其他类型的白内障合并存在。早期可见晶状体后囊下由许多黄色及棕黄色小点、小空泡和结晶样颗粒构成的外观如锅巴样的混浊，病情逐渐发展，合并皮质和核混浊，最后发展成完全性白内障。由于混浊位于视轴区，通常早期即出现明显视力障碍。

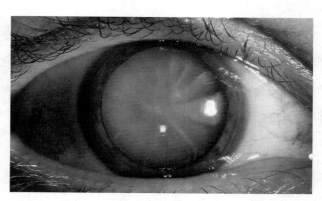

图 2–10　白内障

三、诊断

诊断要点：根据年龄、病史、症状及晶状体混浊体征等可以明确诊断。

（1）年龄在 50 岁以上，双眼发病；视力渐进性下降，终至仅存光感，光定位准确。

（2）裂隙灯显微镜下检查见晶状体混浊。

（3）排除引起晶状体混浊的局部眼病和全身性疾病。

四、治疗原则

至今药物治疗尚不能有效阻止或逆转晶状体混浊，因此手术治疗是使白内障患者复明的首要方法。对于初发期患者可选择药物治疗以延缓其发展进程，成熟期则行手术治疗。

五、专家建议

（1）养成良好的日常起居习惯，每日定时定量餐饮及排便，避免强烈精神刺激或过度劳累；保持身心健康，参加适当的文化娱乐活动。

（2）避免阳光下用眼，配戴有色眼镜以防红、紫外线照射；避免长时间用眼，减轻眼部疲劳，放松调节。

（3）白内障手术居家护眼要点。①消除紧张情绪：很多人对手术以及做完手术以后的恢复都没有任何把握，晚上也睡不好觉，害怕自己以后的眼睛看不到东西，这就是恐惧心理，是对眼部手术不了解而产生的。白内障手术不会花费太长的时间，不会有太大痛苦，而且也没有什么太大感觉，所以不要有太过紧张的情绪。②饮食起居规律：应该好好地搭配饮食，每天按时上床睡觉以及起床，多吃一些容易消化有营养的食物，多吃保养肝脏、补益肝肾的食物，如新鲜的水果蔬菜就非常不错，手术以后叶黄素以及维生素 C 含量丰富的食物就应该多吃一些，可以达到保护眼睛的效果。胶原可以使微血管的力量得到提升，是眼部视力恢复的重要营养成分。③保证排便通畅：想要让白内障手术后更好地恢复就应该做好排便，不要让大便出现干燥问题，如果有需要的话可以适当服用润肠通便药物，这样就可以让做完手术以后的患者更好地恢复。④防止术后复发：出现白内障的原因各种各样，年纪大的人出现概率更高，由于各种"垃圾"堆积在眼部，所以就会导致晶状体浑浊，对眼部的多种细胞造成的伤害都比较大，如眼部毛细血管上皮细胞、视神经细胞等，如果没有把"垃圾"有效清除，那么进行手术的时候就已经出现了视神经萎缩以及眼底视网膜病变，导致视力无法恢复。⑤定期复查：如果做完白内障手术以后出现了视力下降以及眼部疼痛的症状，应该及时到医院复查，如果需要佩戴眼镜可以在做完手术后的 3 ～ 6 个月进行验光配戴。

白内障要采取正确护眼方法，好好地保养身体，多吃一些有营养的食物，还应该减少用眼时间，平时适当锻炼身体，让身体体质提高，让抵抗疾病的能力变得更强。

第七节　青光眼

　　青光眼是指与眼压升高有关的以视网膜神经纤维萎缩、视盘凹陷和视野缺损为主要特征的一组疾病，为临床常见病和主要致盲眼病。据 2000 年全球青光眼数据统计，原发性青光眼患者 6680 万，继发性青光眼患者 600 万，青光眼致盲者 670 万，占致盲眼病第二位，而意识到自己患病的人不到 50%。在美国约 200 万人有青光眼，我国人群中青光眼的发病率约为 0.67%，40 岁以上的发病率约为 1.68%。本病有一定的遗传趋向，在患者直系亲属中，10% ～ 15% 的个体可能发生青光眼。由于青光眼是一种终生性疾病，为不可逆性盲，发病具有隐匿性和突然性，且早期诊断困难，因而加强对青光眼的早期诊治显得更有意义。

　　青光眼治疗的目的是降低眼压和保护视神经。目前主要有 3 种降低眼压的治疗方法（药物、激光和手术），在降低眼压和防止病变发展方面都是有效的。根据病情特点一般首选药物治疗，其次是激光，最后选择手术。

　　在视神经保护治疗方面，尽管钙离子通道阻滞剂、神经营养因子、抗氧化剂等具有视神经保护作用，但尚未广泛运用于临床。

临床上根据房角形态是开角或闭角、病理机制明确或不明确，以及发病年龄3个主要因素，一般将青光眼分为原发性、继发性和先天性3大类。原发性青光眼包括闭角型青光眼（急性闭角型青光眼、慢性闭角型青光眼）和开角型青光眼；先天性青光眼包括婴幼儿型青光眼、青少年型青光眼、先天性青光眼伴有其他先天异常3种。

原发性开角型青光眼

一、疾病描述

原发性开角型青光眼又称慢性单纯性青光眼，是一种由眼压升高而致视神经损害、视野缺损，最后导致失明的眼病。其特点是眼压升高，但房角宽而开放。病程进展缓慢，且无明显自觉症状，不易早期发现，部分患者直到视野损害明显时才就诊。约50%原发性开角型青光眼患者早期检查眼压正常，故多次随访检查眼压十分必要。本病多见于20～60岁的患者，男性略多于女性，多为双眼发病。

二、典型症状

本病发病较为隐蔽，进展相当缓慢。一般为双眼发病，可有先后轻重之分。多数人早期自觉症状不明显或无自觉症状；少数人可因视力过度疲劳或失眠后眼压升高出现眼胀、头痛、视物模糊或虹视。随着病情进展，眼胀头痛等自觉症状可以加重。晚期可见视野缩小、视力减退或失明。

检查可见双眼眼压、视盘、视野改变及瞳孔对光反射的不对称性。

（1）眼压：早期表现为眼压的不稳定性，可正常或一天之内有数小时眼压升高，随病情发展，眼压逐渐增高。

（2）眼前节：多无明显异常。当双眼视神经损害程度不一致时，可发生相对性传入性瞳孔障碍。

（3）眼底：表现为视盘凹陷进行性扩大加深，垂直径杯/盘值（C/D）增大，常大于 0.6；或两眼视盘凹陷不对称，杯/盘之差值大于 0.2。

（4）视野：在视盘出现病理性改变时就会出现视野缺损。早期主要有孤立的旁中心暗点、弓形暗点、与生理盲点相连的鼻侧阶梯。进展期可出现环状暗点、扇形暗点、鼻侧视野缺损和向心性视野收缩。晚期形成管状视野或仅存颞侧视岛。

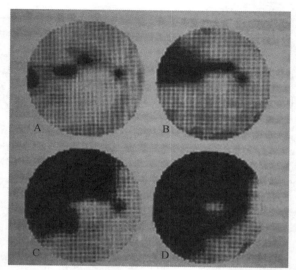

A. 旁中心暗点；B. 弓形暗点及鼻侧阶梯；C. 象限型缺损；D. 管状视野

图 2-11 青光眼视野缺损

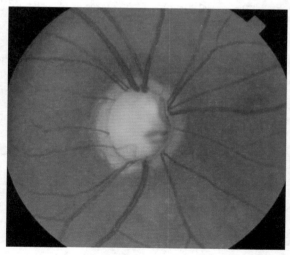

图 2-12 青光眼视盘改变

三、诊断

本病多无自觉症状，在早期极易漏诊，大多数病例是通过健康体检发现的。其主要诊断指标为眼压升高、视盘损害和视野缺损。此3项指标中，只要其中2项为阳性，房角检查为开角，诊断即可成立。

（1）眼压升高（Goldmann 眼压计）≥ 24 mmHg（1 mmHg= 133.3 Pa），或24小时眼压波动幅度＞8 mmHg。

（2）典型的视野缺损，有可重复性旁中心暗点和鼻侧阶梯。

（3）视盘损害，C/D＞0.6，或双眼C/D差值＞0.2。

（4）房角检查为宽角，永久开放，不随眼压高低而变化。

（5）对比敏感度下降，获得性色觉异常等。

四、治疗

（1）治疗原则：本病若通过药物能使眼压控制在安全水平，视野和视盘损害不继续加重者，可不行手术治疗；若药物治疗无效或无法耐受长期用药者，须手术治疗。

（2）药物治疗：本病若局部滴用1～2种药物即可使眼压控制在安全水平，视野和眼底改变不再进展，患者若能配合治疗并定期复查时，则可先试用药物治疗。药物使用以浓度最低、次数最少、效果最好为原则。先从低浓度开始，若眼压不能控制者，改用高浓度；若仍不能控制者，改用其他降压药或联合用药，保持眼压在正常范围。局部常用滴眼液有0.25%～0.5%噻吗洛尔滴眼液、1%布林佐胺滴眼液、0.005%拉坦前列素滴眼液等。

（3）手术治疗：①激光治疗：如药物治疗不理想，可试用氩激光小梁成形术。②滤过性手术：是通过角巩膜切口后唇造成的滤过通道，使房水流出眼外，进入结膜下，从而防止眼压升高的一种手术。以往仅用于没有条件进行药物治疗，或药物治疗无效或无法耐受长期用药者。近来有人主张一旦诊断明确，且已有明显视盘、视野改变时，此术可作为首选的治疗手段，并认为比长期药物治疗失败后再行手术治疗的效果更好。目前小梁切除术是最常用的术式，也可选用非穿透性小梁手术、巩膜扩张术等。

五、专家建议

（1）本病病因比较复杂，目前尚难从根本上防止发病，关键在于早期发现和早期治疗，力求减低对视功能的损害，避免致盲的严重后果。首先要开展对本病有关知识的宣传，在30岁以上成年人中进行普查，以发现早期病例。其次，对有以下可疑患者，应及时到医院就诊，做进一步检查：①主诉有一过性虹视、雾视现象，并伴有头痛，但不能用其他原因解释者；②不能解释的视疲劳，不明原因的视力下降，特别是戴镜或频换眼镜仍感不适者；③家族中有本病患者，而本人兼有不明原因的视力下降或其他可疑症状者；④一眼已患本病者的"健眼"，视盘或视野有可疑变化者；⑤24小时内眼压波动幅度大于8 mmHg或眼压高于24 mmHg者。

（2）患者要保持心情舒畅，避免情绪波动，生活有规律，适当用眼，不要暴饮暴食，戒除烟酒；要注意保持大便通畅，使内火有下导之机；饮食宜清淡，少食辛辣炙烤。

原发性闭角型青光眼

一、疾病描述

原发性闭角型青光眼是一种因周边虹膜堵塞小梁网，或与小梁网产生永久粘连，使房水外流受阻，引起以眼压升高、视功能损害为主要表现的一类青光眼。患眼具有房角狭窄、周边虹膜易与小梁网接触的解剖特征，临床上根据眼压升高的急与缓，又分为急性和慢性两种。急性闭角型青光眼多见于50岁以上老年人，女性更常见，男女之比约为1:2，双眼先后或同时发病，阅读、疲劳、情绪激动、暗室停留时间过长、局部或全身应用抗胆碱药物等，均可使瞳孔散大周边虹膜松弛而诱发本病。慢性闭角型青光眼以男性较多见，发病年龄较急性闭角型青光眼为早。本病如能及早预防和治疗，可控制病情发展或保持一定视力；若误治或失治，则易导致失明。

二、典型症状

急性闭角型青光眼　本病有几个不同的临床阶段（分期），不同的病期各有其一定的特点。

（1）临床前期：如一眼发生急性闭角型青光眼，具有浅前房、窄房角、虹膜膨隆等局部解剖因素，而没有任何症状的另一眼则为临床前期；或有家族史，暗室试验阳性，双眼具有浅前房、窄房角、虹膜膨隆等局部表现，但未发作，则为临床前期。

（2）前驱期（先兆期）：表现为一过性或反复多次的小发作，如一过性虹视、雾视、眼胀，或伴同侧鼻根部酸胀、额部疼痛，经休息后自行缓解或消失。若即刻检查可发现眼压升高（常在40 mmHg以上），眼局部或有轻度充血，角膜轻度雾状混浊，前房浅，瞳孔稍扩大，对光反射迟钝。

（3）急性发作期：起病急，自觉患眼剧烈胀痛，甚至眼胀欲脱，伴同侧头痛、虹视、畏光、流泪、视力急剧下降，严重者仅留眼前指数或光感，可有恶心、呕吐等全身症状。检查时，可见眼睑水肿，混合充血，角膜上皮水肿呈雾状或毛玻璃状，角膜后色素沉着，前房极浅，瞳孔中度散大，常呈竖椭圆形及淡绿色，对光反射消失，眼压一般在50 mmHg以上，个别严重病例可高出本人舒张压。因角膜水肿，眼底多看不清。眼压下降后，症状减轻或消失，视力好转，但常留下角膜后色素沉着、虹膜扇形萎缩、房角广泛后粘连、瞳孔无法恢复正常形态和大小等眼前节改变。高眼压可引起瞳孔区晶状体前囊下呈多数性、卵圆形或点片状灰白色混浊，称为青光眼斑，临床上凡见青光眼斑，提示曾有急性闭角型青光眼的大发作。

（4）间歇期：小发作后自行缓解、小梁网尚未受到严重损害者为间歇期。其诊断主要依据为有明确小发作史；房角开放或大部分开放；不用药或少量缩瞳药即能使眼压稳定在正常。急性大发作经积极治疗后，症状和体征消失，视力部分或完全恢复，也可进入间歇期，但随时有急性发作可能。

（5）慢性期：急性大发作或反复小发作后，病情呈慢性进展，视力下降，视野改变，房角广泛粘连，小梁网功能大部分遭受破坏，眼压中度升高，眼底视盘呈病理性凹陷及萎缩，并出现相应视野缺损。

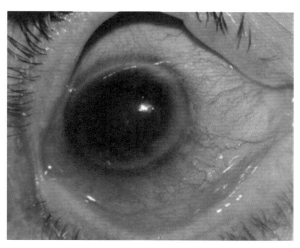

图 2-13　急性闭角型青光眼

（6）绝对期：持续性高眼压，使视神经遭受严重损害，视力全部丧失，有时可出现眼部剧烈疼痛。

三、诊断要点

1. 急性闭角型青光眼急性发作期

（1）视力急剧下降。

（2）眼压突然升高，眼球坚硬如石。

（3）角膜水肿，瞳孔呈竖椭圆形散大且带绿色外观。

（4）眼局部混合充血。

（5）前房极浅，前房角闭塞。

（6）伴有剧烈的眼胀痛、同侧头痛、恶心、呕吐等。

2. 慢性闭角型青光眼

症状不明显时，要观察高眼压和正常眼压下的前房角状态。当眼压升高时房角变窄，甚至完全不能看到小梁。而眼压下降至正常范围时，房角变宽一些，且眼前部不充血，视野缺损，眼底有青光眼改变，便可诊断本病。

（1）周边前房浅，中央前房深度略浅或接近正常，虹膜膨隆现象不明显。

（2）房角中等狭窄，有不同程度的虹膜周边前粘连。

（3）眼压中等度升高，常在 40 mmHg 左右。

（4）眼底有典型的青光眼性视盘凹陷。

（5）伴有不同程度的青光眼性视野缺损。

四、治疗

闭角型青光眼一经确诊就必须手术治疗，但术前应将眼压降至正常范围。急性闭角型青光眼是容易致盲的眼病之一，必须进行紧急处理。其处理程序是先用缩瞳剂、β－肾上腺素能受体阻滞剂及碳酸酐酶抑制剂或高渗剂等，迅速降低眼压，使已闭塞的房角开放，待眼压下降后及时选择适当手术防止再发。

（1）滴眼：1%～2%毛果芸香碱滴眼液。急性大发作时，每3～5分钟滴眼1次，共3次；然后每30分钟滴眼1次，共4次；以后改为1小时滴眼1次，待眼压降低、瞳孔缩小后，改为每日4次。0.25%～0.5%噻吗洛尔滴眼液或0.25%～0.5%盐酸倍他洛尔滴眼液滴眼。

（2）口服：常用醋甲唑胺或乙酰唑胺。

（3）静滴高渗剂：常用的有20%甘露醇、50%甘油等。

（4）手术治疗：临床前期适宜做 Nd: YAG 激光虹膜切开术（虹膜周边打孔）或做虹膜周边切除术。急性发作期经药物治疗后，眼压基本控制，充血明显消退，前房反应周边虹膜切除后，瞳孔阻滞解除，膨隆消除，房角增宽消失，若停药48小时眼压不回升，房角功能性小梁1/2以上开放，可施行虹膜周边切除术；对于眼压不能控制到正常范围，房角已发生广泛前粘连者，应考虑施行小梁切除术或其他滤过性手术。慢性闭角型青光眼在房角出现周边虹膜前粘连及小梁受损害之前，一般采用虹膜周边切除术，以防止病情进一步恶化；对于晚期病例，房角大部分闭塞，一般应做小梁切除术等滤过性手术。

五、专家建议

闭角型青光眼是重要而常见的致盲眼病，必须贯彻以预防为主的方针，宣传有关青光眼的知识，争取做到早期诊断、早期治疗。对已确诊的闭角型青光眼患者，应积极治疗，定期检查眼压和视野。由于急躁恼怒、抑郁悲伤、过度兴奋与劳累紧张等均可使本病发作，因此，必须保持心情开朗，避免情绪过度激动。平时应起居有常，饮食有节，劳逸得当。室内光线要充足，不宜做暗室工作，不看或少看电视。老年人要慎用或不用散瞳剂。由于本病发病属双侧性，其发作可有先有后，如一眼已确诊，另眼虽未发作亦须密切观察，定期检查，或考虑采取必要的预防性措施，如做预防性 Nd: YAG 激光虹膜切开。对疑似病例，应追踪观察，必要时做激发试验，以明确诊断，及早治疗。

第八节　玻璃体混浊

一、疾病描述

玻璃体位于眼球内，充满于晶状体与视网膜之间，是一种透明的细胞外凝胶，由胶原蛋白、可溶性蛋白、透明质酸和水构成，总容积接近 4.0 mL。凝胶中少数细胞主要位于皮质，包括玻璃体细胞、星形胶质细胞和神经胶质细胞。玻璃体为眼球提供结构支持，并为光线到达视网膜提供了清晰均匀的路径，一旦液化或手术切除就不能再生。玻璃体混浊是指玻璃体内出现不透明的物质所造成的视物模糊，可能由各种主要波及眼内其他部位的病理变化导致。

二、典型症状

1. 玻璃体混浊

玻璃体混浊是一种普遍存在的眼部症状，表现为苍蝇样、蛛网样或线头样，在白色明亮背景下最易察觉。其被认为主要是玻璃体凝胶内微小的胚胎残留物，可由于玻璃体积血或更常见的玻璃体凝胶形态改变如玻璃体后脱离而突然加重。

2. 玻璃体积血

玻璃体积血是一种由许多病因导致的常见疾病。根据严重程度症状十分多变。轻度出血引发突然出现的飞蚊症和弥漫性视物模糊，可能不影响视力，但稠密的出血可能导致非常严重的视力下降。

3. 星状玻璃体变性

星状玻璃体变性是一种常见的变性疾病，病变为焦磷酸钙粒子积聚于玻璃体凝胶内。临床上可见许多大小密度各异的微小圆形黄白色混浊。当眼球移动时它们也随着玻璃体移动，但当眼球静止时并不沉积于下方。75%的患者仅有一眼发病。本病极少引发视力问题，多数患者都没有症状。有人认为其与糖尿病相关，但尚未证实。星状玻璃体变性的发病率随年龄增长而增长，在 75～86 岁人群中发病率约 3%。男性发病率高于女性。

4. 闪光性玻璃体液化

闪光性玻璃体液化由于慢性玻璃体积血导致，通常发生于失明的眼中。本病常在大量出血停止后才被发现。闪光物由胆固醇组成，源自浆细胞或红细胞分解产物，单独存在或被异物巨细胞吞噬。可见许多扁平的金棕色反光颗粒，当眼球静止时沉积于下方。

5.玻璃体淀粉样变性

玻璃体淀粉样变性是一种纤维蛋白在细胞外沉积的局部或全身疾病。在家族性淀粉样变性中常波及玻璃体。玻璃体混浊可能为单眼或双眼，起初发生于血管周围。后期波及前段玻璃体凝胶并表现为特征性的片状（"玻璃棉"）外观。混浊可能通过厚足板黏附于晶状体后表面。浓密的混浊会导致视力明显下降，可能需行玻璃体切除手术。

三、处理原则

原则上任何类型的玻璃体混浊均应高度重视，但是大部分的患者都属于是生理性的，是不需要进行特殊治疗的，而也有些患者感觉到症状越来越严重，就需要及时辨清原因。应在充分散瞳下积极查找玻璃体混浊的原因，排除凝胶变性外其他疾病引起的玻璃体混浊，比如由眼底出血进入玻璃体导致的玻璃体积血引起的玻璃体混浊，或由眼底视网膜周边裂孔、变性引起的玻璃体混浊等等，针对这些引起的玻璃体混浊应积极地治疗，避免引起更严重的视力下降。

治疗玻璃体混浊的食疗处方：

（1）决明菊花粥：决明子，白菊花，粳米，白糖。决明子炒香后与菊花同煎汁，去渣，汁与淘净米同入锅，加适量清水煮粥，食时加白糖。每日1次。此粥可清肝明目，用于治疗玻璃体混浊之肝阳上亢证。

（2）杞子地黄粥：枸杞子，熟地黄，粳米。将熟地黄用水泡1小时，煎煮2次，去渣取汁。将枸杞子与粳米淘净，文火熬粥。每日1次，连服10天。此粥可滋补肝肾，用于治疗玻璃体混浊之肝肾不足证。

（3）双耳汤：黑木耳，白木耳，冰糖。以温水将木耳泡发并洗净，加水及冰糖，在碗中蒸1小时。每日2次，吃木耳喝汤。黑木耳具有滋阴养胃、安神、活血化瘀的功效。白木耳主有清肺热、健脾胃、益气活血、润肠通便的功效。此汤可活血化瘀、润肠通便，辅助治疗玻璃体积血引起的玻璃体混浊，特别适合老年人食用。

（4）谷精旱莲银耳汤：银耳，谷精草，墨旱莲。煎水服。每日1剂，每剂再煎2次，上、下午各服1次。此汤可凉血止血，辅助治疗玻璃体积血引起的玻璃体混浊、视力衰退等。

（5）生地饮：鲜生地黄，三七粉。将鲜生地黄洗净后捣如泥，榨取汁，倒入三七粉，和匀顿服。每日1次，连服7～10天。此饮可凉血止血、和血散血，用于治疗阴虚火旺之玻璃体积血。

四、专家建议

如果有玻璃体混浊症状，同时还出现闪光感、视物变形、视力降低严重或有遮挡感等病状时，很可能是眼底视网膜发生病变或者出现了问题，应立即去正规医院做检查，做到早期发现，早期治疗，避免对视力造成不可逆的损伤。

第九节 视网膜血管阻塞

视网膜血管阻塞分为视网膜动脉阻塞和视网膜静脉阻塞两大类。

视网膜动脉阻塞

一、疾病描述

视网膜动脉阻塞是视网膜中央动脉及其分支的阻塞引起的视网膜组织急性缺血，表现为无痛性的视力突然下降甚至全盲。其中视网膜中央动脉阻塞最严重，若抢救不及时，可导致永久性的视力损害，是致盲的急重症之一。本病多发生于老人，特别是伴有心血管疾病的老人，多为单眼发病，男性比女性发病率稍高。

二、典型症状

1. 症状

突然起病，视力骤降，甚至失明，多无疼痛。部分病人在发病前可有一过性的黑蒙和头痛头晕等。

2.体征

（1）视网膜中央动脉阻塞：外眼正常，瞳孔直接对光反射消失，间接对光反射存在。眼底检查可见视网膜呈乳白色半透明混浊、水肿，以后极部为甚；黄斑区可透见脉络膜红色背景，呈樱桃红色，又称樱桃红斑，是本病的特征性体征。视盘色淡、水肿边界模糊，动脉高度变细，甚至呈白色线条样，部分血管腔内的血柱呈间断状，静脉亦变狭窄。

（2）分支动脉阻塞：在其供血区出现视网膜灰白色水肿，血管变细，并有相应的视野缺损。

（3）并发症和后遗症：新生血管性青光眼，近年文献报道，本病患者中的15%～20%可发生新生血管性青光眼，但同时显示大多数此类患者合并有颈动脉狭窄。

三、诊断

（1）突然视力下降或丧失。

（2）视网膜动脉极细，血柱呈节段状。

（3）视网膜中央动脉阻塞时，后极部视网膜广泛性灰白水肿混浊，黄斑樱桃红点；分支动脉阻塞时，其供血区视网膜灰白水肿混浊。

（4）眼底荧光素血管造影有助于诊断。

四、治疗

本病属于眼科的急症，常造成不可逆的视功能损害，应尽早挽救病人的视力，综合应用各种治疗方法，务求视力恢复至最大限度。同时做全身详细检查，以尽可能去除病因。

（1）扩张血管：①阿托品或山莨菪碱（654-2）球后注射。②立即吸入亚硝酸异戊酯或舌下含服硝酸甘油。罂粟碱 30～60 mg 静脉滴注，每日 1 次；葛根素注射液 200～400 mg 静脉滴注，每日 1 次。同时口服烟酸 50～100 mg，每日 3 次。

（2）降低眼压：①按摩眼球，至少 15 分钟；或 24 小时内前房穿刺放液 0.1～0.4 mL。②口服醋氮酰胺 250 mg，每日 3 次。

（3）纤溶制剂：眶上动脉注射纤维溶解剂，或动脉介入灌注治疗。同时口服胰激肽释放酶片，每次 1～2 片，每日 3 次。

五、专家建议

本病为眼科急症，可造成严重的视力损伤，一旦发病应立即去医院就诊，以免延误病情。为更好预防本病，日常应规律控制血压、血糖，定期体检，注意休息，避免劳累；还需要做好精神调护，避免情绪激动；戒烟防冷，多食蔬菜、水果及清淡饮食，忌食肥甘油腻之品；参加力所能及的体育活动，促使血液流畅等。

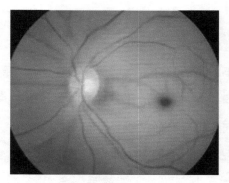

图 2-14　视网膜中央动脉阻塞

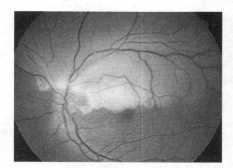

图 2-15　视网膜分支动脉阻塞

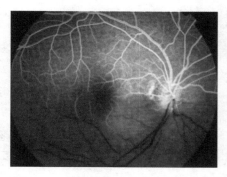

图 2-16　视网膜分支动脉阻塞（FFA）

视网膜静脉阻塞

一、疾病描述

视网膜静脉阻塞是各种原因引起视网膜中央静脉的主干或分支发生阻塞，以阻塞远端静脉扩张迂曲、血流瘀滞、出血和水肿为特征的病变，是最常见的视网膜血管病，也是致盲眼病之一。多见于中老年人，单眼发病，偶见于双眼，多伴有高血压、动脉硬化、糖尿病等全身性疾病。

二、典型症状

1. 症状

起病突然，外眼正常，视力骤降，视力下降程度与黄斑水肿及出血情况有关。中央静脉阻塞者视力较差，分支静脉阻塞者视力稍好。

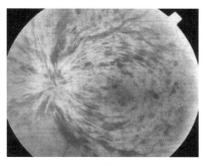

图 2-17　视网膜中央静脉阻塞

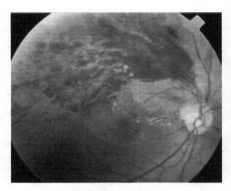

图 2-18　视网膜分支静脉阻塞

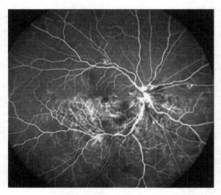

图 2-19　视网膜分支静脉阻塞（FFA）

2. 体征

（1）视网膜中央静脉阻塞：分为缺血型和非缺血型。①缺血型：视盘明显充血、水肿，边界模糊，视网膜水肿，静脉高度迂曲怒张，色紫红而呈节段状，有时隐藏于水肿的视网膜组织内或混杂于出血斑中，周围伴有白鞘，动脉呈高度收缩。视网膜及视神经乳头上有大量浅层的火焰状、放射状和深层圆形或片状之出血斑，以及棉团状渗出。出血量多而进入玻璃体者，眼底无法窥清。②非缺血型：视盘及视网膜轻度水肿，静脉迂曲、扩张，有斑状或点状出血。

（2）分支静脉阻塞：可分为缺血型和非缺血型。表现为阻塞点远端视网膜水肿，静脉迂曲、扩张，沿血管走行有火焰状出血。缺血型较非缺血型严重。

3. 并发症和后遗症

（1）黄斑水肿：静脉阻塞后黄斑区弥漫性水肿，其发生时间、严重程度及持续时间长短与阻塞的部位及轻重有关。轻者数月后水肿消退，黄斑呈暗红色，可有色素改变。病久可发展为囊样水肿，在黄斑区呈现界限清楚的泡状隆起。

（2）新生血管：是视网膜静脉阻塞缺血型最常见的并发症，可在视神经乳头表面和受累的静脉周围出现新生毛细血管网，29.7% ～ 66.7% 发生在中央静脉阻塞。

（3）新生血管性青光眼：是视网膜静脉阻塞最严重的并发症，预后极差。

三、诊断

（1）视力急降，严重者失明。

（2）视网膜广泛性火焰状出血，视网膜水肿，视网膜静脉扩张、迂曲，呈腊肠状；或某一静脉扩张、迂曲，远端分布区域视网膜水肿、散在出血。

（3）眼底荧光素血管造影可帮助确诊，并明确阻塞部位。

四、治疗

本病尚无理想的治疗方法，一般对症治疗为主。

（1）光凝治疗：黄斑水肿可采用氩激光作局部格栅样光凝；封闭无灌注区预防和治疗新生血管。

（2）纤溶制剂：特别适用于纤维蛋白原增高的患者。可应用去纤酶或尿激酶静脉滴注，或口服胰激肽释放酶片。

（3）抗血小板聚集剂：可服阿司匹林、潘生丁等。

（4）血液稀释疗法：可降低血液黏度，改善微循环。

（5）激素：病因治疗，主要针对青年患者视网膜静脉炎症所致者，可减轻水肿，改善循环。

五、专家建议

本病属眼科急症，发病应及时就医，如治疗不及时并发新生血管性青光眼则预后极差，故需要积极配合治疗。同时需要注意积极控制血压、血糖等全身相关疾病。本病出血期需注意多休息，少运动，同时做好精神调护，避免情绪激动；饮食上戒除烟酒，忌辛辣，要多食蔬菜水果及清淡饮食。

第十节　糖尿病视网膜病变

一、疾病描述

　　糖尿病视网膜病变是糖尿病早期微血管并发症之一，在欧美这是主要的致盲眼病。近年来，我国糖尿病发病率逐渐增高，糖尿病视网膜病变致盲者也呈上升趋势。糖尿病人群中30%～50%并发视网膜病变，其中1/4有明显视力障碍，生存质量与健康水平严重下降，其致盲率为8%～12%。该病的发生发展与糖尿病的类型、病程、发病年龄及血糖控制等情况密切相关，高血压、高血脂、肾病、肥胖、吸烟等均可使其加重。其发病与性别无关，多双眼发病，以视力下降、眼底出现糖尿病视网膜病变特征性改变为主要表现。

二、典型症状

1. 症状

　　早期眼部多无自觉症状，病久可有不同程度的视力减退，眼前黑影飞舞或视物变形，甚至失明。

2. 体征

眼底表现包括微动脉瘤、硬性渗出、棉绒斑、静脉串珠状改变、视网膜内微血管异常、黄斑水肿、新生血管、视网膜前出血及玻璃体积血等。

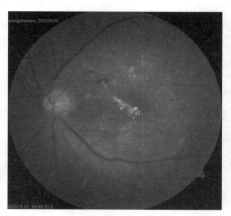

图 2-20　糖尿病视网膜病变（出血与渗出）

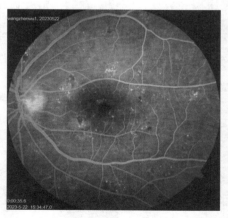

图 2-21　糖尿病视网膜病变（出血与渗出）（FFA）

3. 并发症

本病的并发症有玻璃体积血、牵拉性视网膜脱离、虹膜新生血管及新生血管性青光眼等，其中后两种最常见，也是致盲的重要原因。

（1）牵拉性视网膜脱离：视网膜增殖膜及新生血管膜收缩，是引发牵拉性视网膜脱离的主要原因。

（2）虹膜新生血管及新生血管性青光眼：糖尿病视网膜病变广泛视网膜缺血，诱生血管生长因子，刺激虹膜及房角产生新生血管。虹膜新生血管表现为虹膜表面出现的细小弯曲、不规则血管，多见于瞳孔缘，可向周边发展；房角新生血管阻塞或牵拉小梁网，或出血而影响房水引流，导致眼压升高，形成新生血管性青光眼。

三、诊断

（1）糖尿病病史。

（2）眼底检查可见微动脉瘤、出血、硬性渗出、棉绒斑、静脉串珠状改变、视网膜内微血管异常、黄斑水肿、新生血管、视网膜前出血及玻璃体积血等。

（3）眼底荧光素血管造影可帮助确诊。

四、治疗

本病作为糖尿病的并发症，血糖控制情况与疾病的进展和视力预后有密切关系，其治疗的基本原则是有效控制血糖。同时，控制高血压和高血脂也十分重要。

本病的病理机制复杂，目前仍未完全清楚，常以眼底激光治疗或玻璃体切割手术为主，抗血管内皮生长因子（VEGF）药物玻璃体腔注药对本病治疗有积极作用。总之，治疗本病应在有效控制血糖基础上，适时采用眼底激光光凝或手术，以及中药治疗等中西医结合治疗方案，提高疗效和减少失明。

五、专家建议

本病为糖尿病并发症，在我国发病率逐年上升，早期症状不明显、不易察觉，中晚期可严重影响视力造成严重后果，故本病的早期发现、定期监测都非常重要。糖尿病患者需要定期进行眼底检查，如糖尿病病程短、血糖控制稳定，可半年到一年检查一次；如糖尿病病程长且血糖控制不佳，则需三个月甚至一个月检查眼底一次，根据检查结果进行相应的治疗。日常生活中应严格、合理控制血糖、血压、血脂，调整起居、饮食，适当运动；无眼科症状时应定期检查眼底，有眼科症状时需及时就诊治疗。

第十一节 中心性浆液性
脉络膜视网膜病变

一、疾病描述

中心性浆液性脉络膜视网膜病变是发生在黄斑部视网膜的浆液性脱离，色素上皮脱离区可能极小而难以被发现。好发于中青年男性，本病为自限性疾病，但易复发。

本病的确切病因尚不清楚，但精神的过度紧张、用脑过度、睡眠不足常为诱发因素。其发病可能是因脉络膜毛细血管扩张而导致视网膜色素上皮的屏障功能损害，脉络膜毛细血管漏出的含有多量蛋白质的液体通过受损的色素上皮进入视网膜的神经上皮层，液体积聚于视网膜的神经上皮层和色素上皮层之间，从而形成黄斑部及其附近视网膜神经上皮层的局限性盘状脱离。

二、典型症状

1. 症状

视力下降，但很少低于0.1，视物变暗、变黄、变形或变小，眼前视野中有团状灰色或灰黄色阴影，在白色背景下暗影更明显。

2. 体征

眼底黄斑区呈盘状视网膜浅脱离，黄斑区水肿，周围有反光，中心凹光反射消失，水肿消失后残留黄白色渗出及色素紊乱。

3. 视野检查

有比较性中心暗点。阿姆斯勒方格表检查见中心暗点，方格变形。

4. 眼底荧光素血管造影检查

可见典型的黄斑区渗漏现象，在造影的静脉早期后极部或远离后极部出现一个或数个很小的荧光素渗漏点。造影后期可见染料积存于神经上皮脱离腔中。病变痊愈则无渗漏点，色素沉着处呈遮蔽荧光，色素脱失可见透见荧光。

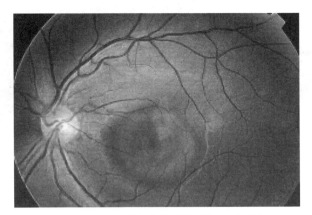

图 2-22　中心性浆液性脉络膜视网膜病变

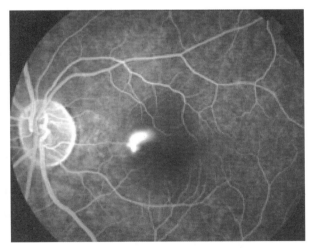

图 2-23　中心性浆液性脉络膜视网膜病变（FFA）

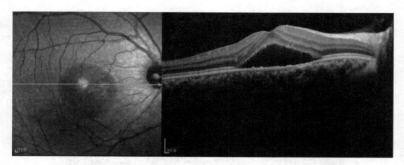

图 2-24 中心性浆液性脉络膜视网膜病变（OCT 图像）

三、诊断

（1）青壮年男性多见，常为单眼，易复发。

（2）视力下降，眼前暗影，视物变形、变色。

（3）黄斑区神经上皮脱离，中心凹光反射消失，黄斑部点状渗出或色素紊乱。

（4）眼底荧光血管造影及光学相干断层扫描（OCT）检查有助确诊。

四、治疗

本病通常为自限性，西医无特殊药物治疗，糖皮质激素可引起大泡性视网膜脱离，故禁用。如发现渗漏点位于中心凹以外 500 μm 者，可使用激光光凝封闭渗漏点进行治疗。

五、专家建议

本病呈自限性，少数患者久治不愈可转为慢性，最终可导致持续的视力损伤，故仍应积极干预。本病的发生和精神过度紧张、用脑过度、睡眠不足有关，故治疗时需注意帮助患者舒缓解除相应应激状态，同时需嘱咐忌食辛辣炙煿，戒除烟酒，以避免病情反复。

第十二节　老年性黄斑变性

一、疾病描述

老年性黄斑变性，亦称年龄相关性黄斑变性，是一种随年龄增加而发病率上升并导致患者中心视力下降的疾病。发病年龄一般在 50 岁以上，无性别差异，是发达国家老年人致盲的首要原因。近年随着我国人均寿命和眼科诊断水平的提高，本病的发病率呈逐年增高之势，临床上根据有无视网膜下脉络膜新生血管的生成而分为干性（萎缩型）和湿性（渗出型）两类，前者发病相对较多。

本病的确切发病原因尚不清楚。其发病可能与遗传、代谢、慢性光损伤、营养不良、中毒、药物作用、免疫异常、高血压、动脉硬化等原因有关。目前大多数学者认为其最直接的病因是多种原因复合作用而导致视网膜色素上皮的代谢功能衰退。

二、典型症状

1. 症状

（1）干性：初期视物昏矇如有轻纱薄雾遮挡；随着病情发展，视物模糊逐渐加重，眼前出现固定暗影，视物变形。

（2）湿性：早期与干性相似，如出现黄斑出血，则视力骤降、眼前暗影遮挡，甚至仅辨明暗。

2. 体征

（1）干性：初期双眼黄斑部色素紊乱，中心凹光反射消失，后极部比较多的圆点状玻璃膜疣大小不一。萎缩期可见黄斑区密集融合的玻璃膜疣及大片边缘清晰的浅灰色萎缩区，色素上皮萎缩日久可能继发脉络膜毛细血管闭塞，裸露出粗大的脉络膜血管。

（2）湿性：早期眼底主要为黄斑区色素紊乱及玻璃膜疣，与干性很难鉴别。渗出期可见黄斑区视网膜下灰黄色的新生血管及大量视网膜下出血、渗出，造成黄斑区大片色素上皮脱离或神经上皮层的盘状脱离。经过漫长的时间，渗出和出血逐渐被吸收，黄斑区可见灰白色的形态不规则的瘢痕。少数患者可能再出现新生血管，重新经历渗出、出血、吸收、结瘢的过程，使原来的瘢痕进一步扩大。

3. 预后及并发症

仅有黄斑玻璃膜疣者，视力可能正常，或视力轻度至中度下降；伴有新生血管出血时，视力严重下降。病变晚期出现黄斑下瘢痕化时，中心视力几乎完全丧失。本病可因大量出血进入玻璃体而形成增殖性玻璃体视网膜病变。

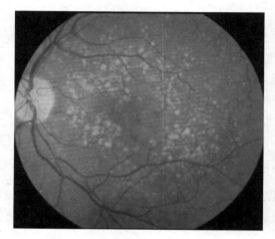

图 2-25　老年性黄斑变性（干性）

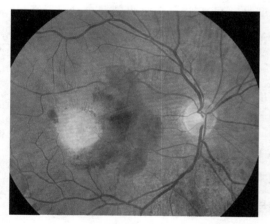

图 2-26　老年性黄斑变性（湿性）

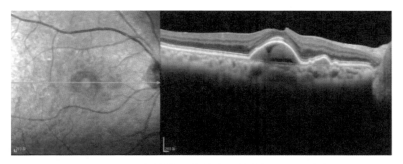

图 2-27　老年性黄斑变性（湿性）（OCT 图像）

三、诊断

（1）干性：年龄一般在 50 岁以上，双眼同时发病或先后发病，视力缓降，黄斑区有玻璃膜疣或萎缩灶。眼底荧光素血管造影见玻璃膜疣及透见荧光，晚期呈一片弱荧光区。

（2）湿性：年龄一般在 50 岁以上，突发一眼视力急降，数年后累及另眼，黄斑区大范围视网膜深层或浅层出血，盘状色素上皮或视网膜神经上皮层脱离而见大量玻璃膜疣。眼底荧光血管造影，可见视网膜下新生血管、荧光渗漏区、出血区遮蔽荧光。

四、治疗

本病由于病因不明，目前尚无确切疗法。治疗的重点均集中于脉络膜新生血管（CNV）的抑制或消退，湿性者可用激光及 VEGF 抑制剂。中医以辨证治疗为主，在促进出血及渗出吸收、减少并发症等方面优势显著。

（1）激光治疗：目前激光光凝被证实有远期疗效，可以诱导玻璃膜疣减退，封闭新生血管，减少视网膜的缺血缺氧区，降低新生血管及其渗出所致的视力损害，但不能完全抑制新生血管发展，复发率高。近来光动力疗法、经瞳孔温热疗法、放射治疗，以及黄斑转位、黄斑下新生血管切除等手术方法均有报道，但疗效有待进一步评价。

（2）VEFG 抑制剂：湿性者，可于玻璃体腔内注射 VEGF 抑制剂。

五、专家建议

随着我国的人口老龄化以及社会的发展，年龄相关性黄斑变性患者日益增多，成为影响我国老年人眼健康的重要原因。本病与年龄相关，应注意预防为主，日常生活中于日光下可配戴滤光镜以避免太阳辐射、可见光造成的黄斑损伤，日常饮食以清淡为宜，忌食辛辣油腻之品，应戒烟。如一眼已患黄斑变性，应注意监测健眼。

第十三节 近 视

一、疾病描述

近视是指当眼睛调节放松时，平行于光轴进入眼睛的光线被聚焦在视网膜前的一种屈光不正。通常是由眼球前后径过长，或者由角膜过度弯曲和（或）晶状体屈光力增加造成的。近视的发生受多种因素影响，主要与环境因素和遗传因素有关。大部分近视眼发生在青少年，在发育生长阶段度数逐年加深，到发育成熟以后即不发展或发展缓慢。近视所造成的视力损害对青少年的身心健康均有影响，高度近视容易并发视网膜脱离、黄斑出血、青光眼等一系列眼病，对视力影响极大，严重影响正常的生产生活，因此需要从小做好近视防控工作。

根据屈光度近视可分为轻度近视、中度近视和高度近视，轻度近视指近视度数在300度以内者，中度近视指300度到600度之间的近视，高度近视指在600度以上的近视。高度近视除了远视力差以外，往往有很多并发症，比如玻璃体混浊、高度近视眼底退行性病变、视网膜变性、视网膜脱离，以及青光眼等，对人的视觉造成严重的损害，影响正常的学习、工作生活，需要定期到医院进行眼科检查，及时治疗。

　　日常生活中，人们经常接触到真性近视、假性近视和混合性近视等概念，其中真性近视即器质性改变，不具备自然恢复特性，如孩子视力下降持续半个学期甚至数月之久，大概率是真性近视；而假性近视也称功能性近视，其有一定调节性，多发于儿童和青少年群体，孩子在数周甚至一两个月时间段内，如果有视力降低的现象，通过及时调整孩子作息，引导其适当休息，视力能够恢复正常；混合性近视处于真性近视和假性近视之间，同样有远视力下降，经休息和调整后视力可不同程度提高，但一般难以恢复正常。通过点睫状肌麻痹药物或雾视后进行屈光检查，可以进行鉴别。

二、典型症状

　　（1）远距离视物模糊而近距离视力好。

　　（2）习惯性眯眼：近视患者注视远处物体时容易习惯性眯眼。

　　（3）外隐斜或外斜视：近视患者由于看近时不用或少用调节，容易引起外隐斜或外斜视。

　　（4）视疲劳：过度用眼后可出现，常见于合并散光或屈光参差的患者。

　　（5）眼球突出：高度近视眼眼轴延长，眼球向外突出。

　　（6）飞蚊症：通见于高度近视的患者，玻璃体容易出现液化，并合并飞蚊症。

（7）豹纹眼底：视网膜血管离开视盘后变细变直，暴露脉络膜血管，形成豹纹眼底。可能出现视网膜变性、视网膜裂孔等，不经治疗严重则可能引起视网膜脱离。

（8）近视弧形斑：脉络膜萎缩逐步由乳头颞侧伸展至视盘四周，终于形成环状斑。此斑内可见不规则的色素和硬化的脉络膜血管。

（9）黄斑出血：高度近视眼黄斑附近偶尔出现变性病变可见小圆形出血斑。

（10）巩膜后葡萄肿：眼底萎缩如果局限于一小部分，可以从眼科 B 超看到凸起，称为巩膜后葡萄肿。

三、处理原则

我国人口基数大，近视眼高发，因高度近视各种并发症可以致盲，严重影响身心健康。所以需要在青少年时期就要做好近视防控工作，降低其发病率，降低近视发展速度，减少高度近视并发症的发生。

青少年调节能力较强，需要睫状肌麻痹后验光以明确屈光性质，成人验光一般不需要睫状肌麻痹，需遵医嘱进行，如验光检查为近视，需用凹透镜矫正视力。

（1）配镜：近视眼用凹透镜矫正。配镜的原则是选用使病人获得最佳矫正视力的最低度数镜片。对于外隐斜者应给以完全矫正。青少年近视防控可以考虑离焦镜以及角膜塑形镜的使用，需要和专科医师密切配合，共同做好近视防控。

（2）中药、针灸：根据不同证型和阶段可以采用中药调整气血阴阳，耳穴和针灸通常能够应用于疾病各个阶段的治疗。

（3）手术：对于成年人屈光稳定后，可考虑角膜屈光手术、晶状体屈光手术等。

四、生活调护

（1）养成良好的用眼习惯，阅读和书写时保持端正的姿势，眼与书本应保持 30 cm 左右的距离，不在走路、乘车或卧床时看书。

（2）学习和工作环境照明要适度，照明应无眩光或闪烁，黑板无反光，不在阳光照射或暗光下阅读或写字。

（3）定期检查视力，及早发现近视，对近期远视力下降者应查明原因，积极治疗；经验光确诊为真性近视应配戴合适的眼镜，以保持良好的视力及正常调节。

（4）对进行性加深度数的病理性近视，可考虑做后巩膜加固手术以预防近视度数的进一步加深。

（5）加强体育锻炼，多做户外活动，注意均衡营养，控制甜食，增强体质。

五、预后特点

（1）对于假性近视而言，运用中医方法治疗，无论安全性还是实际疗效方面都有一定优势。在实践中中医治疗方法多样，如针灸、电针、穴位按摩、中药、食疗等，都可以有效对假性近视群体予以治疗。

（2）真性近视很难自我调整恢复。治疗最为常见的是配镜，根据检查结果佩戴合适的眼镜非常重要，对于青少年通常需要睫状肌麻痹后进行准确验配，患者应该去医院进行正规的验光，根据度数配戴合适的眼镜来矫正近视。

（3）对于年满 18 周岁以后，近视度数比较稳定的患者，如果不想配戴眼镜，可以在检查合格的前提下进行手术矫正近视，手术方式包括角膜激光手术和眼内可植入式隐形眼镜（ICL）晶体植入手术等。

六、专家建议

户外活动是目前近视预防的主要干预措施之一。户外活动预防近视的机制是通过减缓眼轴拉长的进程，降低近视风险。应控制线上学习时间，电子产品的选择应尽可能选择大屏幕电子产品，优先次序为投影仪、电视、台式电脑、笔记本电脑、平板电脑、手机。连续视屏学习时间超过 20～30 分钟，至少活动性休息 10 分钟，线上教学课程最好在白天进行，因为白天有自然光线的照射，避免孩子在相对暗的环境中眼睛出现调节过度的情况。儿童青少年上网课时，周围环境不宜过亮或过暗。显示器的亮度也应该调整到合适的水平，对于 4～6 岁处于刚近视的儿童，不少家长可能存在逃避心理，不愿意给孩子配戴眼镜，甚至可能因此错过干预近视发展的关键窗口期。能提前发现近视的苗头，早期给予有效的防治干预，也能筛查出斜视、高度远视或高度散光等导致的弱视，并及时给予矫正和治疗。

第十四节 老 视

一、疾病描述

老视的通俗说法为"老花"，随着年龄的增长，晶状体逐渐硬化，弹性减弱，睫状肌的功能逐渐减低，从而引起眼的调节功能逐渐下降。中老年后必然出现的一类视觉问题。老视不是一种病，而是一种生理现象，多在 40 岁以后发生，与年龄、体质、性别、工作性质及屈光状态有关。老视对人的生活工作会产生极大的不便，也会对人身体其他部位造成不适，还会影响人的情绪。老视的症状一般有视近困难，阅读需要更强的照明度，视近不能持久；同时由于调节集合的联动效应，过度调节会引起过度的集合，看报易串行，字迹成双，以致无法阅读；某些患者甚至会出现眼胀、流泪、头痛等视疲劳症状，甚至长时间的看近还会导致头疼、颈椎不适、肩膀腰背酸痛等症状，对生活和工作造成严重影响。

二、典型症状

（1）视近困难。在习惯距离上阅读或看手机时，出现小字体看不清楚，但往远处看时清楚。许多人会逐渐发现在往常习惯的工作距离阅读困难，看不清楚小字体，会不自觉地将头后仰或者把书报拿到更远的地方才能把字看清楚。

（2）阅读需要更强的照明度。老视眼的人，晚上看书喜欢用更亮的灯光。因为足够的光线既增加了书本与文字之间的对比度，又使患者瞳孔缩小，加大景深，提高视力。但是灯光放在眼前必然造成眩光的干扰，容易疲劳。

（3）视近不能持久。很多人刚开始出现老视时，并没有明显地看近不清楚，而是出现眼胀、眼部发痒、看东西有砂砾感，甚至流泪、头痛、头晕、恶心、烦躁等视疲劳症状。

三、老视的误区

误区一：近视眼不会老视。

经常有人说近视眼的人到老年之后不会老视，事实上这个说法是错误的。老视是一种生理现象，会发生在每一个人的身上。具有近视眼的人同样会出现老视，只不过近视眼的人发生老视时的表现是看近时觉得摘掉眼镜看更加清晰。当近视眼的人看近处时，不仅有老视，也存在近视，两者的作用原理相反，叠加在一起时就会出现有一部分中和的情况。所以就会有人说，近视眼老年之后就不用戴眼镜了，实际上这种情况仅发生在近距离用眼时。但是随着年龄的增长，老视度数依旧会有变化，大部分人需要戴老视眼镜，而且看远时还需要戴近视眼镜，多数人需要配一副多焦点眼镜或者需要配两副眼镜才能满足看远看近的不同需要。

误区二：老视不能戴眼镜，会越戴越严重。

眼睛老视的程度与戴眼镜没有关系，主要与年龄相关。随着年龄增加，老视的度数会上升。合适度数的老视眼镜使具有老视眼的人看近的时候清晰、舒适，可以保护眼睛。所以越戴眼镜老视得越严重这种说法是错误的，老视眼的程度和戴不戴眼镜是没有关系的。反而是戴了合适度数的眼镜，眼睛不容易产生疲劳，间接地保养了我们的眼睛。

误区三：老视就是远视眼，两者是一回事。

远视和老视并不是一回事。远视是人眼的一种屈光不正状态，外界物体不能清楚地成像在视网膜上。轻度远视主要表现为看远清楚，看近不清；中重度远视看远看近都不清楚，与年龄无关。而老视是人老了后眼睛的晶状体老化的一种表现，主要与年龄相关，但是老视和远视相似的地方是都可以用光学凸透镜来矫正。

误区四：民间有一些锻炼眼睛方法，可以使人到老了不得老视眼。

人老了会老视眼和人老了牙齿会松动脱落、头发会变白都是人体正常老化的一种表现，是一种自然规律。通过某些训练眼睛调节力的方法可以让眼睛老化变慢，老视发生变晚，但是无法阻止出现老视症状。适当的锻炼和饮食可以延缓一些人眼老化，比如通过看远看近的调节训练可以增强人眼的调节力。

四、处理原则

（1）配戴框架眼镜。当出现老视之后，应该去专业的视光中心进行老视眼镜的验配，而不是简单地购买现成的、左右眼度数一样的、没有散光的、固定瞳距的老视镜。每个人的眼睛情况各不相同，在近距离用眼时，一副合适的老视镜会给眼睛带来舒适轻松的感觉。有近视或远视、散光的人群，应该在原来看远眼镜的基础上增加老视眼镜的度数。

（2）配戴隐形眼镜。配戴多焦隐形眼镜可以解决看远看近的问题，实现清晰、舒适的远、近距离用眼。但需要在专业人员指导下进行验配。

（3）老视眼手术。目前，老视的手术治疗均是以老视的发生机制假说为理论基础，主要分角膜方式、巩膜方式和晶状体方式三类。这些手术通过改善人眼调节能力和在角膜上形成多种屈光度来解决看远和看近的问题。但改变相对有限，还不能达到比较理想的自然状态。

五、生活调护

祖国医学认为，眼之所以能视万物，辨五色，必须依赖五脏六腑之精气上行灌注，"老视眼"是肾水亏损、精血不足引起的。眼睛视万物的功能有赖于五脏六腑精气的濡养，而肾藏精，如果肾精不足，则视近不清，望远不明。若不注意调摄，饥饱失常，目力过劳，悲泣抑郁，贪淫恣欲，会加重阴精耗损，导致阴精亏损，阴阳失调，水火不济，以致目力减弱。因此，防止老花眼首先应摒弃不良的生活习惯，做到起居有常，精神愉悦，防止过度用眼，并适当运动。

（1）有益眼睛健康的营养元素。多吃富含叶黄素、维生素 A、β 胡萝卜素、玉米黄素、硒等元素的食物，有助于过滤蓝光，缓解视疲劳症状，吸收有害光线，保护眼睛健康，预防黄斑变性及视网膜变性。还有增进合成视紫红质，提升夜间视力，巩固眼球细胞壁完整性，消除自由基物质的作用。多吃富含维生素 A、维生素 B、维生素 C，富含锌、钼、钙、铬、磷等微量元素的食品，能够抗衰老，增强晶体弹性、睫状肌运动能力和脉络膜组织力量，延缓视力减弱。

（2）有益眼睛健康的日常饮品。①菊花茶：清肝明目，减少眼睛血丝，适合用眼过度饮用。②枸杞茶：养肝明目、润肺降燥，适合夏季饮用。③绿茶：保护人体造血机能，保护角膜组织健康，减少辐射危害，预防夜盲症和干眼症。④山楂决明子茶：清肝明目，开胃消食，预防干眼症，但脾胃虚寒、腹泻、孕妇不适合。

（3）运用传统医学理论，中药治疗老视近些年也取得了一定的成果，尤其是在预防、延迟老视的发生方面疗效明显。

六、预后特点

老视的检测与矫正：首先应进行远视力检查和验光，矫正屈光不正，同时了解被检者的工作性质和阅读习惯，选择合适的阅读距离进行老视配验。多数患者可以实现有效的矫正。

七、专家建议

由调节力衰退而产生的老视问题，是每一个人都会经历的，是一个自然规律。通过科学验光、配戴合适的镜片，患有老视眼的人一样可以有精彩的生活。人们在 35 岁左右，就要通过定期的科学验光检查并系统化地建立视觉档案资料，建议每年要做一次全面的验光检查，连续跟踪视觉健康、视力和调节力变化，在适当的时机采取相应的适合方案予以介入。同时若在检查中发现或怀疑存在某种眼病的症状，应及时告知并建议就诊做进一步检查。对于老视的验配，不应按照传统的经验直接购买成品花镜，也不能只进行简单的屈光检查。当出现老视现象、视疲劳症状或视觉异常时，需要对老视患者进行视力以及视功能的全面检查，包括屈光、调节幅度、正负相对调节、正负相对集合、AC/A 值等检查。老视验配前一定要和患者沟通，明确近用工作距离是保证清晰的前提条件，只有经过全面的屈光检查，同时进行调节功能的测试以及相关的视功能检查，才能验配一副科学、舒适的老花镜。

第十五节　视疲劳

一、疾病描述

视疲劳是一种眼科常见病，可引起眼干、眼涩、眼酸胀，视物模糊严重时会发展为头痛、眩晕、乏力等全身不适应，因此称之为"视疲劳综合征"。视力下降直接影响着人的工作与生活。当患有远视、近视、散光、花眼时，看远看近时眼睛都需要动用很大的调节力，使眼睛过分劳累。人们平时全神贯注看电视、电脑或手机等电子产品屏幕时，眼睛眨眼次数减少，造成眼泪分泌相应减少，同时闪烁荧屏强烈刺激眼睛而引起视疲劳加重。

二、典型症状

（1）视疲劳可致疼痛，视疲劳患者经常会出现肩膀酸痛、颈部紧张，并可有反射性头痛。视疲劳导致早衰，以致器官功能衰退或直接损坏器官造成器质性病变；自由基淤积在眼部可使眼细胞衰老、变性，眼部失去营养以致产生功能性改变，严重时可出现眼部器质性病变。视疲劳会降低免疫力，如疲劳后容易感冒，就是因为免疫力下降的缘故。

（2）视疲劳还可能导致人们近视加深、出现复视，阅读时易串行、注意力无法集中等症状，影响人们的学习与工作效率。一直保持双眼聚焦在一米范围内的人群是视疲劳的主罹患人群，如学生、文字工作者、办公室人群和 IT 从业者。

三、处理原则

（1）改善用眼环境。室内照明，光线分布要尽量均匀、稳定；保持光线明亮、柔和；眼睛注视的区域应避免眩光或反光；如果自己不能确定光线是否合适，可以用相关检测设备进行监测。平时可以注意多眨几次眼睛，有助于促进泪液分泌，能缓解干燥酸涩的症状。另外，连续工作时间不宜过长，一般工作 1 小时，休息 15 分钟左右。

（2）加强身体体质。平时多些运动、锻炼，保持良好的身心健康也有助于预防视力疲劳。

（3）眼部检查。到医院检查，以排除眼病和其他疾病引起的视力疲劳。如果是病理或屈光（近视 / 远视 / 散光）因素导致的视力疲劳，应及时治疗或配镜校正。

（4）视疲劳的治疗。包括药物治疗和非药物治疗两大类。①药物治疗：改善眼调节功能药物，人工泪液治疗视疲劳。②非药物治疗：非药物治疗主要目的是改善眼周循环，在视疲劳治疗中起辅助作用。此外，可以对患者的生活习惯、饮食、生活方式、工作量和身体锻练等给予合理建议。

（5）中医中药治疗视疲劳有其独到之处，不仅能消除或缓解眼部症状，而且对全身症状也有明显改善，特别适于因身心因素所致或无法配戴矫正眼镜，以及无条件进行眼肌训练和手术失败者。常用的中药有黄芪、柴胡、熟地黄、五味子、淫羊藿等，有健脾益气、滋补肝肾、疏肝解郁、养血明目之功效。在剂型上既有内服之汤、丸、片剂，又有外用滴眼药。对于视疲劳的中医治疗，临床上常采用针刺、刮痧等疗法，能够起到疏通经络和活血化瘀的效果。据全身情况采用中药辨证施治也有较好的疗效。按摩或针刺眼周围的攒竹、丝竹空、太阳、四白、睛明等穴可以松弛眼周围肌肉，从而收到一定缓解效果。

四、生活调护

（1）适当地食用具有抗氧化功能食物，如三文鱼、虾蟹等。三文鱼、虾蟹体内红色物质为虾青素。虾青素能够舒缓长期性遭受压力的眼部睫状体肌肉，改善眼球的调焦功能。除此以外，虾青素还可以提升眼球内的血液循环，促使更多养分输送至睫状体和视网膜，从而显著改善视觉疲劳综合征。

（2）每天摄入足够的维生素 A，可预防干眼病，消除眼睛疲劳。维生素 A 的最好来源是各种动物的肝脏、鱼肝油、奶类和蛋类，植物性的食物，如胡萝卜、苋菜、菠菜、韭菜、青椒、红心白薯，以及水果中的橘子、杏子、柿子等。

（3）含有维生素 C 的食物对眼睛也有益。维生素 C 是组成眼球晶状体的成分之一。缺乏维生素 C，容易患晶状体浑浊的白内障病。因此，应该在每天的饮食中，注意摄取含维生素 C 丰富的食物。各种新鲜蔬菜和水果，尤以青椒、黄瓜、菜花、小白菜、鲜枣、生梨、橘子等维生素 C 含量高。

（4）钙对眼睛也是有好处的，钙具有消除眼睛紧张的作用。

五、预后特点

视疲劳的防治关键在于防重于治。首先从病因着手，如有屈光不正者应尽快矫治，使视功能达标，并改善照明条件，需注意 LED 灯的蓝光波峰值最高，而电脑、手机、电视基本都在此列，应避免长时间使用。提倡多进行户外活动，较长时间用眼后远眺等方法也是防治视疲劳的良方。

六、专家建议

视屏终端的广泛应用，使我们的学习、工作、生活变得方便快捷的同时，也对机体的健康带来了不利影响。眼疲劳还会引发和加重各种眼病。缓解眼睛疲劳的最佳方式是让眼睛休息。注意不在微暗的灯光下阅读，使用能提供明暗对比的柔和灯光（不刺眼的光线）。不要使用直接将光线反射入眼睛的电灯。如果连续使用电脑 6 ～ 8 小时，应每 2 ～ 3 小时休息一次。还可以经常让眼睛视远、视近交替。 缓解眼睛疲劳的最佳方式是让眼睛休息。比如可以一边通电话，一边闭着眼睛休息；还可以每日做眼保健操，眼保健操主要是通过按摩眼周穴位，具有调整眼及头部的血液循环，调节肌肉，改善眼疲劳，预防近视等作用。

第十六节　角结膜异物

一、疾病描述

角结膜异物是指沙尘、金属碎屑等异物进入眼内，黏附或嵌顿于角膜或结膜浅层而导致眼部损伤的一类眼病。角膜异物是眼科常见的职业外伤疾病，异物多为砂石、木屑、铁质等，其中铁质异物占的比例比较大，若是剔除不及时，容易引起角膜感染，严重时会导致失明，因此，需要及时就诊。结膜异物多发生于外伤后病史明确及角结膜炎表现明显者，其诊断不难，但隐匿性眼睑结膜异物导致的角膜损伤不易发现，常因误漏诊而使角膜炎迁延不愈，其好发部位为睑板下沟和睑板腺开口及睑板腺管内。

角结膜异物通常通过裂隙灯显微镜检查很容易被发现。然而有些异物由于自身特点，或者不引起明显的刺激症状容易被忽视，或者由于异物无色透明或体积微小，单用裂隙灯显微镜检查不容易被发现，这就需要检查时联合荧光素染色检查，容易发现异物，能够减少此类疾病的误诊。

二、典型症状

（1）通常表现为突发性的或持续存在的眼部不适，患眼出现疼痛、畏光、流泪、异物感、眼红和分泌物等症状，位于瞳孔区的异物还容易影响视力。

（2）角膜上皮层的感觉神经末梢丰富，受异物刺激容易引起疼痛、畏光、流泪等角膜刺激症状。这类患者往往就医时间早，治疗及时，预后好。

（3）角膜基质层异物时，由于在基质层无感觉神经分布，往往不被患者感觉，只是在引起视力障碍时才就诊。这类患者往往就医时间迟，治疗不及时，预后欠佳。

角膜异物除了对眼表造成机械性损伤引起患者的不适症状外，嵌顿的异物，尤其是金属性异物还容易在异物周围的角膜组织形成锈环和坏死区；异物可能携带致病微生物，或者角膜坏死组织为结膜囊内的条件致病菌提供了感染机会，这些均有可能造成创面的感染或溃疡，甚至导致角膜穿孔、眼内炎等更加严重的后果。

三、处理原则

（1）常见的细小异物，如灰尘、细砂、睫毛黏附于球结膜或睑结膜表面者，一般滴 1～2 滴 0.5%～1% 地卡因表面麻醉后，用蘸湿的生理盐水棉签轻轻擦去即可。异物较多时，可用生理盐水冲洗结膜囊，以清除异物。故对于自觉异物感的病人，尤其是长期治疗效果差者，必须详细询问病史，仔细检查结膜面及结膜囊的各个部位，以免漏诊，延误病情，增加病人痛苦和负担。

（2）角膜异物一般均需要手术剔除，手术时须按无菌操作进行，及早手术可避免受损角膜的继发性损伤，术后应给予抗生素及促进角膜上皮修复的药物点眼治疗。

（3）次日需要复查，观察有无异物残留以及创面愈合情况，如感染加重需按照细菌性角膜炎积极处理。

四、生活调护

异物取出后，需要注意护理，避免感染和并发症。需要严格遵医嘱用药，点眼药时需注意手卫生和局部清洁，并按要求及时复查。取异物后待麻醉剂的药效消失，患者通常会感到患眼疼痛不适或有异物感，往往会误认为异物没有剔除干净，这与角膜损伤后尚未修复以及炎症反应有关，如果术后24小时后疼痛仍没有消失或继续加重，则需要及时复诊。同时，患者可多食营养丰富、易消化、含维生素A丰富的食物，如动物的肝脏、胡萝卜、蛋类等，多吃蔬菜、水果以改善角膜营养，促进组织修复、炎症吸收，从而促使角膜愈合。

五、预后特点

本病如能早期治疗，一般预后良好，如果延误治疗、继发感染，往往会遗留瘢痕，影响视力。

六、专家建议

（1）预防为主。烟尘天气可佩戴护目镜外出，如为一线工人，施工时一定注意严格按照工作流程操作，在使用射钉枪、车床砂轮磨制器具、铁锤捶打坚脆物体时，均需佩戴护目镜。

（2）及时就医。异物入眼后，切忌用力揉拭患眼，避免加重损伤，故一旦发生应立即就诊，如不具备就诊条件，可以清水冲洗，冲洗时切忌揉搓施压，冲洗后仍需及时就医以确认是否有异物残留，并给予对症药物。异物取出后，需要严格遵医嘱用药以及按时复查，以免出现并发症影响视力。

第十七节 化学性眼外伤

一、疾病描述

化学性眼外伤是眼科急重症，是因化学性溶液、粉尘或气体侵蚀所致的眼组织器质性及功能性的损害。多发于化工厂、实验室或施工场所，发生率约占眼外伤的 10%，占整个工业危害伤的 5% ~ 20%。

本病病情的轻重及预后取决于致伤化学物质的性质、浓度、量的多少、温度、压力，以及与眼部接触时间的长短、急救措施是否得当等因素。

化学性眼外伤具有发病急、进展迅速的特点，严重的化学性眼外伤可引起角膜溃疡和穿孔，晚期可导致角膜纤维血管膜、睑球粘连和永久性视力障碍，因此化学性眼外伤的早期急救对预后具有重要意义。

二、典型症状

轻者仅感眼病灼热刺痛，畏光流泪；重者伤眼剧烈疼痛，眼睑肿胀，畏光难睁，流泪不止，视力剧降。

化学物质与眼接触后会表现为剧烈眼痛、眼睑痉挛水肿、结膜苍白、角膜严重混浊甚至组织坏死、穿孔，晚期可出现角膜血管翳、白斑、睑球粘连等。

三、处理原则

（1）现场急救冲洗。当眼睛被化学物烧伤时，患者切莫急于去医院，而应即刻在现场进行自救，立即用大量的水进行冲洗。冲洗时亦可将整个面部浸入水中，时间以 10 ～ 20 分钟为宜。如能确认为某种化学药物，有条件的可用中和药剂进行冲洗，效果更好。如酸烧伤用 2% 碳酸钠溶液，碱烧伤用饱和硼酸水或 5% 氯化铵溶液，石灰烧伤用 10% 酒石酸铵溶液，一般碱性烧伤的程度较酸性烧伤严重。抢救化学性眼外伤，贵在及时，要分秒必争、不失时机地冲洗。不少患者即使是在伤后延误几分钟再行冲洗也无济于事。冲洗完后用干净敷物盖眼，然后马上去医院眼科做进一步处理。

（2）医院急救。入院后，医护人员第一时间给予冲洗患眼，检查眼部烧伤情况，角结膜上若有残留物质，应立即取出，使用中和水、0.9% 氯化钠注射液彻底冲洗眼球表面及结膜囊组织。患者转动眼球，彻底检查并冲洗掉残留物。冲洗时应防止冲洗液流入健眼致伤。若为严重碱烧伤，为减少前房内渗透液对眼内组织的腐蚀，需及时进行前房穿刺或冲洗，放出渗入眼内的化学物质。自救时患者往往不能彻底冲洗角膜、结膜组织，就诊后须再次冲洗角膜、结膜。应翻转眼睑、暴露上下穹部仔细冲洗将结膜囊内的化学物质彻底洗出至少冲洗15分钟。一些化学物质与水接触后会产生热反应可引发组织继发性损伤，可用1%乙二胺四乙酸（EDTA）彻底清除结膜囊，冲洗到眼外部pH恢复至正常范围。如长时间冲洗后外眼部pH仍不稳定，应考虑上或下穹部可能有化学物质残留。

四、生活调护

（1）心理护理。眼部化学烧伤多为意外事件，患者常常没有心理准备，烧伤后，眼部剧烈疼痛，患者一般无法忍受，从而在心理上产生不同程度的紧张、焦虑等不安情绪，担心视力不能恢复，甚至失明，面部形象受损等发生，给患者带来巨大的心理压力。眼部化学烧伤多因职业原因，大多数患者家庭经济紧张，突然的意外让其在经济上无法承担，因此积极的心理护理干预对治疗非常重要。故需增加患者治疗的自信心，并能够积极配合治疗，消除其心理负担，保持良好的心理状况，避免因情绪紧张激动引起眼压升高，争取早日康复。

（2）预防感染。化学性烧伤产生的坏死组织很容易引发细菌感染，且烧伤创面是一些病原菌很好的处所，因此应积极预防感染。医护人员清理创面时必须严格进行无菌操作，清洁双手，随时保持患者创面的清洁、干燥。

（3）术眼护理。夜间保护术眼，加盖保护眼罩，防止夜间睡眠后不自主揉搓术眼，造成结膜切口裂开烧伤面进一步损伤。如需加压包扎时小纱枕要准确地加在眼睑位置上，否则会加重角膜内皮皱褶、水肿、浑浊等并发症。定时观察包扎有无移位及加压效果。包扎松紧适宜，如有头晕、眼痛、流泪等不适，及时就医处理。

（4）生活与饮食护理。化学性眼外伤患者有视力障碍，容易给患者的生活和工作带来许多麻烦，需要加强心理护理，在生活上避免意外磕碰伤的发生以保证充足睡眠，同时注意保暖，以防感冒后因咳嗽、擤鼻或过度弯腰和背负重物增加头面部静脉压，导致前房出血、脉络膜渗漏或出血。嘱患者少食辛辣食物、浓茶、咖啡及烟酒。多食新鲜蔬菜、水果及富含高蛋白、低脂、高碳水化合物、高维生素的饮食，避免因大便秘结产生毒素。

（5）中医治疗。以清热解毒、退翳明目为主。

五、专家建议

化学性烧伤的预防是眼外伤和职业性眼病防治的一个重要项目，应加强安全教育，增强自我保护意识。化学性烧伤损害重、病程长、并发症多、致盲率高，因此正确处理和预防是非常重要的。必须分秒必争地进行急救，正确的急救护理也是保证良好预后的关键因素，及时正确地冲洗患眼，能够有效减少化学物质的渗透，减轻对眼部的损害。医护人员及时检查眼部烧伤情况，彻底清洗。同时治疗过程中给予患者心理护理，使患者积极配合治疗，减轻患者的心理压力，使其放松情绪，保持良好的心理状况。医护人员应注意治疗过程中预防感染，这样能够有效地减少并发症的发生。及时、正确的急救护理干预对化学性眼外伤的治疗和预后非常重要，能够有效地降低并发症的发生，让患者早日康复。

三、防病护眼篇

第一节　日常注意事项

一、需要尽快到眼科就诊的眼病

（1）24小时内发生的视力骤降，无论单眼或双眼视力骤降均需尽快就诊查明病因，积极干预治疗，以免形成不可逆的视功能损伤。

（2）24小时内发生的剧烈眼痛，伴或不伴视力下降均需及时就诊明确病情，及时治疗。

（3）新近发生的开放性眼部创伤，应第一时间就诊挽救眼球和视力。

（4）24小时内发生的眼部化学伤，除现场正确及时处理外（参考"化学性眼外伤"），处理后应争分夺秒去眼科急诊挽救视力。

病毒感染眼部可能出现以下症状：

眼表症状：眼红、眼痛、眼睑水肿、异物感、流泪畏光甚至视物模糊，有可能出现相关结膜炎或角膜炎，症状非常轻微且没有视力影响者，可以密切观察，大部分不需要特殊治疗，如果症状严重或伴有视力影响，则需要使用抗病毒等眼药水对症治疗，应及时就医以免延误治疗。

眼底症状：病毒感染也可能导致一只眼或两只眼视力明显下降，如脉络膜炎、视网膜血管炎、视网膜血管血栓、视神经炎等。出现类似症状应即刻眼科就诊，积极治疗挽救视力。

神经麻痹：出现上眼睑下垂、突然间出现双眼看东西复视、重影、眼球位置偏斜等。一方面可能与病毒感染有关，另一方面需要排除脑血管病变可能，需要及时就医明确诊断，及时治疗。

如怀疑病毒感染并出现上述症状时应及时就医，就医时建议做好个人防护，戴好口罩，并与眼科医师充分沟通发病情况以及是否有全身的伴随症状供医师参考。

就诊时需正确佩戴口罩，需要注意：

（1）佩戴 N95 口罩或医用外科口罩。

（2）在距离他人 2 米左右以外的地方戴上口罩。

（3）将口罩固定在鼻子、嘴巴和下巴上，尽量不要再碰口罩，直到取下它。

（4）如果已得了流感，在接近别人之前要戴上口罩。如需要去看医生，戴上口罩，以保护候诊室的其他人。

（5）戴完口罩后，把它扔掉，然后洗手。

（6）不要重复使用口罩。

二、特殊情况下可以暂缓就诊的眼病

（1）斜弱视，验光配镜等。

（2）一般的轻度眼红干涩，异物感，不伴有胀痛，视力下降等（可先考虑就近购买人工泪液）。

（3）眼白出血不伴有其他症状（结膜下出血可能），可先观察。

（4）老年人已经长时间的无痛性的视力逐渐下降（年龄相关性白内障等）。

（5）时间很长的视力差，视物变形，近来症状无明显加重（如年龄相关性黄斑变性等）。

（6）身边有药而且一直药物控制良好的青光眼等慢性病变。

（7）很长时间，无明显变化又不影响视力，无幕布样遮挡感的眼前少量黑影飞动或看哪里就在哪里的固定黑圈或黑影。

角膜塑形镜（OK镜）及隐形眼镜佩戴者需要注意事项：

（1）摘戴眼镜前要洗手。可使用含酒精的速干手消毒剂，也可使用洗手液和流动水，按七步洗手法正确洗手，手部有污染物时，用洗手液在流水下洗手，并消毒。

快速手消毒方法：取适量快速手消毒剂，均匀涂抹至整个手掌，按七步洗手法认真揉搓至干燥，30秒左右。

流动水洗手方法：在流动水下，双手充分淋湿，取适量皂液均匀涂抹至整个手掌，按七步洗手法彻底冲净双手，一次性纸巾擦干，非感应性水龙头使用一次性纸巾开关水龙头。

（2）每日取下镜片后，用多功能护理液揉搓镜片后浸泡在多功能护理液或双氧水护理液中。

（3）戴镜前用护理液揉搓镜片，多功能护理液或者生理盐水冲洗镜片。

（4）每周对镜片进行强效消毒和除蛋白护理。

（5）戴镜过程中，接触镜片的手指勿触碰瓶子等。

（6）以下情况停止配戴隐形眼镜：①出现发热或明显的卡他症状（打喷嚏，流鼻涕，鼻塞流泪等）。②出现眼部不适，眼红，刺痛，流泪怕光等症状。③近期与流感等患者有接触且疑似感染者。

第二节　点眼药法

点眼药水之前应当做好手部清洁，避免继发感染；滴眼药水时可将头尽量仰起，也可采取仰卧姿势，用食指或棉签拉开下眼睑，眼向头顶方向看，将眼药水瓶与眼睛保持一定的距离，不要碰到睫毛，避免污染瓶口及瓶内药液；每次使用时点入一滴眼药水即可，因为眼药水进入的结膜囊容量有限，多点的眼药水只会白白流出，并不能"增强疗效"。注意勿将眼药直接滴在角膜上，因角膜感觉敏锐，易引起反射性闭眼而将眼药挤出，降低疗效。滴某些特殊性药物，如硫酸阿托品滴眼液时，务必用棉球压迫泪囊区3～5分钟，以免药物经泪道流入泪囊和鼻腔被吸收而引起中毒反应。不同的眼药水之间一般没有顺序要求，可于使用一种眼药水之后间隔5～10分钟再用下一种，如果同时使用眼药水和眼药膏，应当先点眼药水，最后用眼药膏。

眼药水的存放：除了个别说明书上要求冷藏保存的眼药水之外，眼药水最好存放在阴凉、通风、干燥处，并置于婴幼儿触碰不到的地方。使用眼药水前应当核对药品名称，查看保质期，并检查眼药水性状是否发生变化。眼药水打开后的放置条件和时间应参考说明书，如说明书上没有明确要求应注意近期合理使用，如打开后放置 1 个月以上或出现结晶以及药水性状有变化等则不能使用。

点眼药口诀

点药之前先洗手，扬起下巴抬抬头。

食指拉开下眼皮，不碰睫毛手别抖。

眼药一滴勿多求，多点也会往外流。

多种眼药也好点，别为顺序而发愁。

间隔五到十分钟，眼膏要在最后留。

第三节　洗眼法

　　一般临床上手术前或者眼表有异物或化学品时需要清洗眼睛，包括冲洗结膜囊和冲洗泪道。一般用生理盐水清洗，需要患者配合，比如泪道堵塞或者狭窄，需要用生理盐水冲洗泪道，针对一些特殊的眼病，也可以用中药类的药物清洗：用中药煎成药液浸泡、淋洗眼部，使之直接作用于眼部达到浸泡及其浴眼的作用。临床上熏眼法和洗眼法常常在一起使用，可予以中药熏洗，适用于结膜疾病、泪道疾病等；洗眼法不仅是眼科手术前的必须操作，还是治疗许多眼部疾病的常用方法；刮洗法是以锋针或表面粗糙之器物轻刺或刮患眼病灶处，然后用水冲洗的方法，常可除去局部的邪毒瘀血，故称刮洗法。刮洗法适用于胞睑内面有瘀滞或粗糙颗粒的一些疾病，比如沙眼、结膜炎等。

　　熏法是将中药煎制后乘热气蒸腾上熏眼部以治疗眼病的方法。洗法是将中药煎液滤渣，取清液冲洗患眼的一种比较常用的治疗方法。洗液亦可用氯化钠注射液等。一般多是先熏后洗，故称熏洗法。这种方法具有物理湿热敷及药物治疗的双重作用，能发散外邪，畅行气血，还可通过不同的药物直接作用于眼部，达到疏通经络、退红消肿、收泪止痒等效果。适用于胞睑红肿、羞明涩痛、眵泪较多的外障眼病。

临床上根据不同病情选择适当的药物煎成药液，也可将内服药渣再次煎水作熏洗剂。要注意温度适宜，若温度过低则不起作用，应重新加温。

洗眼时可用消毒棉签清洗或用洗眼壶盛药液进行冲洗。常用于眵多脓稠，胞睑粘连难开，化学物质残留眼表，以及内外眼手术前皮肤及结膜囊清洁等。

注意洗液必须过滤，以免药渣进入眼部而引起不适，甚至刺伤。眼部有新鲜出血或患有恶疮者忌用本法。

第四节 熨目法

熨目法是指采用简易摩擦等方法使手掌温热，敷于眼部保健眼睛健康的方法。

祖国医学中早就有对熨目法的记载，如《诸病源候论》云："以两手相摩令热，以熨目，三行，以指抑目，左右有神光。令目明，不病痛。"《圣济总录·神仙导引上·摩手熨目》亦云："捏目四眦毕，即用两手侧立摩掌如火，开目熨睛数遍。"由此可以看出古人早在几百年前就认识到了眼部保养的重要性。具体熨目法的操作方法如下。

手掌掌心相对，快速摩擦到手心发烫，利用掌心热力，迅速将双手手掌扣在自己的双眼部位，坚持10秒，当掌心温度下降后，将手掌放下，重复上述操作5～10次。操作过程中眼睛保持闭目的状态，手掌不要直接压住眼球部，而是手掌微隆起呈弧形，掌心部稍空，像罩子一样罩在眼睛，防止掌心对眼球部按压造成血液循环不足，出现视物不清的情况。同时操作前注意手部卫生清洁。

熨目法可以有效缓解常见的眼部干涩、干痒和眼疲劳的症状。但并不是有了这本"武功秘籍"，大家就认为自己"百毒不侵"。良好的用眼习惯和保护眼睛的意识才是这一切的基础。现代医学在此基础上发展出了各种热熨目方法，为眼保健和治疗提供了更多手段。

第五节　隐形眼镜摘戴法

隐形眼镜因其小巧便携，即可矫正视力，又可美化眼睛，受到人们的青睐。然而在实际使用中，不规范地佩戴隐形眼镜会给眼睛带来伤害。

由于隐形眼镜紧贴角膜，如果不清洁使用、不规范佩戴就可能会带入微生物，引发感染；摩擦角膜，造成损伤；阻隔氧气，让角膜缺氧；从而导致眼痛、畏光、流泪、眼红、眼痒、分泌物增多、眼干涩、异物感等角膜炎、结膜炎、干眼的症状。

一、戴隐形眼镜的步骤

（1）确保指甲已经剪短，以免误伤眼睛或损坏镜片。

（2）操作前必须洗净双手，用没有毛絮的手巾擦干双手或用烘干机烘干。

（3）区别镜片的正反面，将隐形眼镜置于右手食指指尖观察，边缘呈碗口状的正圆形就是正面，如果边缘向外翘起呈盘口状就是反面，须正面朝上佩戴。

（4）双眼注视前方或镜子，右手中指拉下眼皮，左手中指拉上眼皮，把黑眼珠整个暴露出来，再将镜片放入。

（5）双手中指徐徐放松眼皮，眨眼或左右转动眼珠数次，确认眼镜完全服贴舒适。

二、摘隐形眼镜的步骤

（1）确保指甲已经剪短，以免误伤眼睛或损坏镜片。

（2）操作前必须洗净双手，用没有毛絮的手巾擦干双手或用烘干机烘干。

（3）右手中指拉下眼皮，左手中指拉上眼皮，分开上下眼睑。

（4）右手食指轻轻触碰镜片，将其下移到眼白的位置。

（5）右手食指和拇指将镜片轻轻捏出。

三、注意事项

（1）忌佩戴过久。建议每天配戴不超过 10 个小时，每周佩戴不超过 5 天时间。睡觉时应摘镜。

（2）忌戴着隐形眼镜游泳、潜水、洗澡、蒸桑拿、泡温泉。隐形眼镜接触水后可能会把水中的微生物带到角膜上，易引起角膜感染。

（3）忌暴力摘戴。戴时硬怼，摘时硬抠，可能会擦伤角膜，让病原菌趁机而入。

（4）镜盒要经常清洗和更换。建议每次使用都清洗镜盒，每3个月更换一次，以免使用太久盒内藏污纳垢。

（5）严格清洗，妥善保存。非日抛镜片使用后要用护理液清洗，护理液一定要没过镜片保存，每天更换护理液。

（6）风沙天气不适合佩戴隐形眼镜，孕妇、糖尿病患者、眼部炎症患者不适合佩戴隐形眼镜。

（7）眼睛不舒服要及时就医。佩戴过程中眼睛出现疼痛、畏光、流泪等不适，要警惕角膜感染，建议及时就医，以免造成严重后果。

第六节　眼保健操

眼保健操，是一种眼睛的保健体操，主要是通过对眼部、头部和身体局部的穴位的按摩，疏通眼部气血循环，改善神经营养，达到放松眼部紧张的肌肉和缓解眼部疲劳的作用。

一直以来，社会、学校和家长都将眼保健操作为儿童青少年近视防控的一种简便易行的手段。有专家学者进行了一系列科学研究后得出结论，正确、规律做眼保健操可以有效缓解视力疲劳，是近视防控的辅助手段之一。

眼保健操的常用穴位

攒竹穴：主治眼睑跳动、目赤肿痛、眼眶痛、近视、头痛。

睛明穴：主治目赤肿痛、目眩、近视。

四白穴：主治目赤肿痛、眼睑跳动、近视、口眼歪斜、头晕头痛。

太阳穴：主治眼疲劳、头痛。

风池穴：主治目眩、目昏、头痛、颈肩部酸痛。

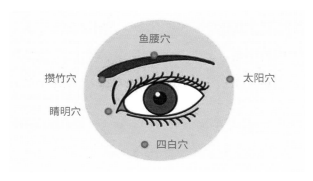

图 3-1　眼周穴位

眼保健操操作步骤

第一节：按揉攒竹穴

用双手大拇指分别按在眉毛内侧边缘凹陷处两侧穴位上，其余手指自然放松，指尖抵在前额上。随音乐口令有节奏按揉穴位，每拍一圈，做四个八拍。

第二节：按压睛明穴

用双手食指螺纹面分别按在两侧穴位上（内眼角内侧半个手指处），其余手指自然放松、握起，呈空心拳状。随音乐口令有节奏上下按压穴位，每拍一次，做四个八拍。

第三节：按揉四白穴

先把双手食指和中指并拢对齐，分别按压在鼻翼上缘的两侧，然后食指不动，其余手指缩回呈握拳状，大拇指抵在下颌凹陷处。随音乐口令有节奏按揉穴位，每拍一圈，做四个八拍。

第四节：按揉太阳穴刮上眼眶

用双手大拇指的螺纹面分别按在两侧太阳穴上，其余手指自然放松弯曲。伴随音乐口令，先用大拇指按揉太阳穴，每拍一圈，揉四圈。然后，大拇指不动，用双手食指的第二个关节内侧，稍加用力从眉头刮至眉梢，两个节拍刮一次，连刮两次。如此交替，做四个八拍。

第五节：按揉风池穴

用双手食指和中指的螺纹面分别按在两侧穴位上（后颈部耳后发机下凹陷处，相当于耳垂齐平），其余三指自然放松。随音乐口令有节奏按揉穴位，每拍一圈，做四个八拍。

第六节：揉捏耳垂脚趾抓地

用双手大拇指和食指的螺纹面捏住耳垂正中的眼穴，其余三指自然并拢弯曲。伴随音乐口令，用大拇指和食指有节奏地揉捏穴位，同时用双脚全部脚趾做抓地运动，每拍一次，做四个八拍。

眼保健操是一项群众性运动项目，可以提高人们的眼睛保健意识。因此不一定限于儿童青少年，对于工作劳累、用眼过度、有眼疲劳的人都可以做眼保健操来放松眼睛肌肉、缓解眼疲劳。但需要注意的是，眼部及眼周围的皮肤、头面部有病变的人，患角膜炎、结膜炎、霰粒肿、睑腺炎等急性眼部疾病的人，皮肤有擦伤、瘙痒等其他皮肤疾病的人，不适合做眼保健操。

第七节　调节训练

　　人眼通过改变晶状体的屈光力使近处物体聚焦于视网膜上的能力称为调节，这种调节主要是通过睫状肌、晶状体悬韧带及晶状体实现。近视的发生发展与调节力密切相关，长时间近距离用眼会使睫状肌痉挛，引起调节力下降，改变调节参数，影响神经传导通路和晶状体，导致视远时失焦，诱发假性近视和轴性近视。

　　对近视人群进行双眼调节功能检查会发现多数存在双眼调节功能的异常：如调节不足、集合不足、阅读障碍等。训练双眼调节力是近视防控的有效手段，虽然目前还没有足够的关于调节力训练与眼轴增长速度关系的医学证据，但其可以提升裸眼视力，改善视疲劳。

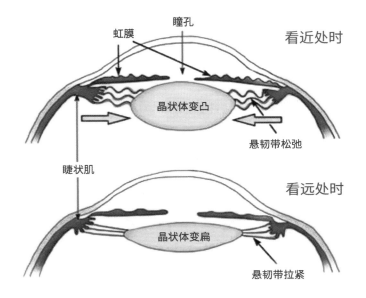

虹膜　瞳孔　看近处时

晶状体变凸

悬韧带松弛

睫状肌

看远处时

晶状体变扁

悬韧带拉紧

图 3-2　眼调节示意图

一、调节异常的表现

（1）读书、写字时，眼睛距离书本明显过近。

（2）从低头看笔记，到抬头看黑板，看近看远切换时，不能立刻看清。

（3）双眼很容易疲劳，总想休息。

（4）集中注意力时间短。

（5）视物模糊、重影、阅读困难、头痛、困乏、对光敏感。

二、调节训练的适应人群

（1）初发现有低度数近视的学生。

（2）近视增长过快伴视功能不良者。

（3）假性近视患者。

（4）准分子激光术后及角膜塑形镜佩戴后，近距离阅读困难不舒服者。

（5）角膜塑形镜佩戴后调节灵活度异常、视力下降者。

（6）调节集合功能异常、近距离阅读困难、不能持久者。

（7）斜视术后双眼视功能异常者。

（8）弱视患者。

（9）眼睛易疲劳患者。

（10）长时间近距离阅读患者。

（11）有早期老花患者。

三、常用的调节训练方法

1. 推进训练

训练准备：

遮盖板，小 Hart 字母训练表（视标卡）。

训练步骤：

（1）先遮盖左眼，将视标卡置于右眼 40 cm 处，然后注视视标卡上的视标，看清楚后逐渐移近，直至模糊。

（2）模糊后继续努力看，如果能看清楚则再向眼前移近视标，如果看不清楚则把视标卡移回到眼前 40 cm 处。

（3）重复多次，使得眼睛能看清视标的距离越来越近。

（4）遮盖右眼，重复以上步骤。

注意事项：

（1）盖板可以用其他能遮住一只眼睛的东西替代，用手遮盖要洗干净手。视标卡可以自行购买专业的视标卡，也可以用文字为主的书籍代替，但不适合用手机替代。

（2）训练 1 分钟、休息 30 秒为一个循环，可以重复多次。要在光线充足，没有出现视疲劳症状的时候进行训练。

2. 字母表训练

训练准备：

遮盖板，大、小 Hart 字母训练表。

图 3-3　字母训练表

训练步骤：

（1）先遮盖左眼，小字母训练表置于右眼前一臂远的位置，然后开始阅读第一排字母，看清楚并将其慢慢移近。

（2）将小字母训练表慢慢移近直到字母变得模糊且无法辨认。

（3）在此模糊点停留 2～3 秒，如果能看清楚则再向眼前移近字母训练表。如果看不清楚，则迅速抬眼看远处的大字母训练表，并以最快速度看清远处字母训练表上的第一排字母。

（4）当能看清远处的字母时，迅速将注视点移到近处的小字母训练表的第二排字母。

（5）重复以上步骤 3～6 次之后，换另一只眼睛训练。

注意事项：

（1）字母训练表可网上购买。

（2）如有近视、散光、远视等屈光不正的情况，在训练过程中要进行屈光矫正，并在光线充足，没有出现视疲劳症状的时候进行训练。

3. 转移焦点训练

训练准备：

无需特殊准备。

训练步骤：

（1）坐在窗前的椅子上，向前伸出手臂及竖起拇指。

（2）注视拇指指尖2秒，然后注视窗户2秒，这个过程中不要移动手。

（3）注视窗外的物体2秒，接着把目光移回到拇指上。

（4）练习重复10次。

注意事项：

如有近视、散光、远视等屈光不正的情况，在训练过程中要进行屈光矫正，并在光线充足，没有眼部不适的情况下进行训练。

4. 翻转拍训练

训练准备：

翻转拍。

训练步骤：

（1）将视力卡置于距眼睛40 cm处。

（2）遮盖左眼，反转拍的正镜片贴近眼睛，置于鼻梁处。

（3）按照视力卡上的字符顺序，依次读出字符。

（4）要求翻转一次，读出一个字符，顺次进行。

（5）要求必须看清视力表的字符后，再翻转到反转拍的另一侧。最佳状态是，尽可能快速翻转反转拍，保持视力卡上的字符仍清晰。

（6）右眼训练结束，进行左眼训练，最后进行双眼训练。训练的方法相同。

（7）若开始用±1.00 D的反转拍训练，达标后，可用

±1.50 D 的训练，依次增加。

注意事项：

（1）初期训练，若出现拥挤现象（对单个视标的识别能力比对同样大小但排列成行的字体的能力高），可用手指或拿指示棒指着读。

（2）若看不清表上的字符，多眨眼，或将视力表移近，鼓励训练者努力辨认字符。

调节训练就像是给我们"眼睛做的健身"，是通过一系列的方法和仪器工具达到给眼部肌肉进行锻炼的目的，增强眼睛的视觉功能，改善视疲劳，控制因调节能力不足导致的近视增长过快。

第八节 护眼药膳、茶饮

眼睛是心灵的窗户，许多人只知用眼，却忽略了如何护眼。加之现代人们对于电子产品的过度使用，随之造成干眼、视疲劳、视力下降等眼科疾病的频发。除常规的治疗方法外，中医药膳食疗、茶饮皆为不错的选择。

一、护眼药膳

药膳即药材与食材相配而做成的美食，是中国传统的医学知识与烹调经验相结合的产物。它"寓医于食"，既将药物作为食物，又将食物赋以药用，药借食力，食助药威，二者相辅相成，相得益彰。针对护眼提供以下几种药膳食疗：

（1）鸡肝粟米粥：鸡肝2个，粟米（小米）60克，共煮粥，可加调味。功效：益肝明目，滋阴养血，经常服用对视力不佳或视力减退者有益。

（2）山药羊肝胡萝卜汤：山药100克，羊肝50克，胡萝卜100克，共煮汤，可加调味。功效：山药可对肺脾肾三脏气阴同补，羊肝、胡萝卜可补充大量胡萝卜素和氨基酸，对干眼、夜盲症等有一定功效。

（3）枸杞菊花粥：枸杞子20克，菊花10克，糯米150克，共煮粥。功效：养阴清热，补肝明目。适用于头晕目眩，视物模糊者。

（4）枸杞炒猪肝：枸杞子20克，鲜猪肝200克，共炒制。功效：补益肝肾，养血明目。适用于两眼干涩、经常熬夜伴有黑眼圈者。因其性平味甘，可经常服用。

（5）芝麻核桃乳蜜饮：熟黑芝麻5克，核桃仁10克，冲入牛乳（或豆浆）200毫升，加蜂蜜一匙调服。功效：滋补肝肾，明目润燥。适用于近视及双目干涩、大便燥结诸证。

（6）牡蛎蘑菇紫菜汤：鲜牡蛎肉250克，蘑菇200克，紫菜30克，共煮汤，可加调味。功效：滋肾养肝，补血明目。适用于近视、视物昏花或久病体虚、头昏目眩者。

（7）核桃枣杞鸡蛋羹：核桃仁20克，红枣10克，枸杞子20克，鲜猪肝30克，鸡蛋1枚，加水适量蒸为羹。功效：益肾补肝，养血明目，可改善近视、老年性视力减退及头昏健忘、腰膝酸软等症状。

（8）明目八宝粥：赤小豆、百合、花生仁、薏苡仁、核桃仁、龙眼、莲子、红枣各30克，粳米100克，共煮粥。功效：健脾补气，益气明目。适用于近视、不耐久视、寐差纳少、消化不良者。

（9）枸杞叶蛋花汤：枸杞叶100克，鸡蛋2枚，共煮汤。功效：补虚益精、清热止渴、祛风明目，可增强人体免疫力。

（10）凉拌金针马齿苋：马齿苋100克，金针菜50克，入沸水中烫熟，凉拌食用。功效：清热解毒明目，眼红、眵多者可常常食用。

二、护眼茶饮

中药代茶饮，指用中草药与茶叶配用，或以中草药代茶冲泡、煎煮，然后像茶一样饮用。以祛邪治病、防病保健为宗旨，具有方便、灵活、有效、节约、针对性强、适应性广等优点。它既保持了汤剂作用显著的特色，又克服了汤剂制作烦杂、浪费药材的不足，宜于长期服用。以下介绍几款护眼茶饮。

（1）菊花茶：菊花适量，沸水冲泡。功效：清火明目，缓解眼红、眼痛。

（2）枸杞子茶：枸杞子适量，沸水冲泡。功效：养肝明目，可缓解眼睛干涩、酸痛的症状。

（3）决明山楂菊花茶：决明子、菊花、山楂适量，沸水冲泡。功效：缓解肝胃积热，饮食不香引起的干眼症。

（4）四子饮：决明子、枸杞子、菟丝子、女贞子适量，沸水冲泡。功效：滋补肝肾，清利头目，且能润肠通便，退翳明目。

（5）金银花茶：金银花适量，沸水冲泡。功效：清热去火，改善结膜炎导致的眼睛内分泌物增多。

（6）枸杞三花茶：枸杞子、菊花、玫瑰花、茉莉花适量，沸水冲泡。功效：清肝明目、理气解郁，能防止视力减退，并能减少辐射对眼睛的伤害。

（7）人参远志饮：人参、远志适量，沸水冲泡。功效：益气养心、益智明目，适用于因睡眠不足导致的干眼、眼痛。

（8）桂圆枸杞茶：桂圆、枸杞适量，煮30分钟。功效：滋补心肝肾、养血安神，可预防视力下降。

（9）桑菊明目茶：桑叶、菊花、陈皮、决明子适量，沸水冲泡。功效：疏风散热，清肝明目，治疗红眼病、结膜炎，保护视神经，能减轻视力模糊症状，防治青光眼与白内障。

（10）枸杞参芪茶：枸杞、菊花、西洋参、黄芪适量，沸水冲泡。功效：滋阴明目，能缓解视疲劳，长期饮用，能防止"久视伤肝"。

饮食滋补是内在保护，注意用眼是外在保护，内外结合，眼睛才会更加舒适。除上述药膳及茶饮配方外，平时还应多吃些有益于眼睛的食物，例如各种动物的肝脏；蔬菜包括玉米、胡萝卜、西兰花、菠菜、韭菜、青椒；水果包括梨、柿子、蓝莓等，有益于缓解眼干、视疲劳、视力衰退及夜盲症等。药膳、茶饮等饮食滋补法多用于养身防病，重在养与防，但不能代替药物疗法。二者各有所长，各有不足，应视具体人与病情而选定合适之法，不可滥用。